薛西佛斯也瘋狂

強迫症的認識與治療

修訂新版

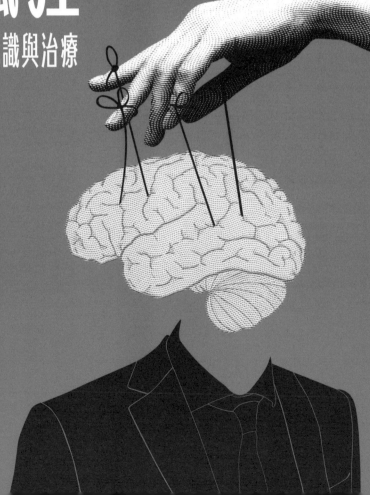

修訂新版序

黃政昌、湯華盛 2024 年 8 月

　　本書從 2005 年 2 月出版，至今已經快要 20 年了，當年因為黃政昌教授於 2003 年完成博士論文，是華人地區第一篇研究強迫症的博士論文。因此，隨後與當時強迫症的治療權威湯華盛醫師合作之下，完成了華人地區第一本強迫症的專書，取名「薛西佛斯」來隱喻強迫症患者的無奈與痛苦。這 20 年來，本書每年都有穩定的銷售成績，不管是精神科醫師、諮商心理師、臨床心理師、社工師、學校輔導人員、一般民眾等，在遇到強迫症患者的時候，都急需一本入門書或參考書，來指引大家好好認識強迫症與如何治療，當時坊間也只有這本專書了。聽聞患者在精神科初診時，醫生一旦確認是強迫症，總會順口帶上這句話：「去買這本書來看！」，身為作者也都覺得與有榮焉，很有成就感與使命感，畢竟自己所寫的書，能對治療人員、患者、家屬有所幫助，都是非常開心與欣慰的一件事。

薛西佛斯
也瘋狂
強迫症的認識與治療

改版理由

　　二位作者於 2010 年 6 月，又出版《薛西佛斯也瘋狂 II：強迫症的案例與分析》。透過各種強迫症案例的生病與治療故事，幫助更多患者與家屬走出強迫症的禁錮。作者基於使命感與讀者需求，總希望能完成「薛西佛斯也瘋狂系列叢書」，共四集，包括：

薛西佛斯也瘋狂：強迫症的認識與治療（2005.2）（2024.12 修訂新版）

薛西佛斯也瘋狂 II：強迫症的案例與分析（2010.6）

薛西佛斯也瘋狂 III：強迫症家屬的自助手冊（預計 2025 年出版）

薛西佛斯也瘋狂 IV：兒童強迫症的治療手冊（預計 2026 年出版）

　　正在完成「薛西佛斯也瘋狂 III」寫作之際，出版社萬儀總編表示，《薛西佛斯也瘋狂：強迫症的認識與治療》出版至今已 20 年了，學術界發展出不同治療方法且作者們也累積許多臨床實務經驗，建議是否能夠優先更新與再版，以嘉惠更多需要的讀者。作者們也非常認同這建議，畢竟兩岸地區關於強迫症的相關書籍與治療研究，這 20 年來已經如雨後春筍般的蓬勃發展了！

改版內容

　　為了讓讀者能夠清楚掌握二版變動的內容，除更新 DSM-5 中強迫症的診斷準則與相關障礙症外，特將主要異動之處，依照比例多寡順序整理如下：

1. 增加第 11 章其他治療選擇：

　　除傳統的藥物治療與認知行為治療外，介紹強迫症的其他治療，包括正念療法、森田療法、順勢自然療法、腦神經外科手術、深部腦刺激術、深度經顱磁刺激、其他可能的治療途徑等。

2. 將量表與治療表單，統一放在附錄，方便使用：

　　舊版是將空白表單放在本文中，以致於佔據本文篇幅，影響閱讀流暢性，且不易參考使用。

3. 針對第 2 篇為什麼會得到強迫症進行更新：

　　第 4 章生物模式的看法、第 5 章行為理論的看法、第 6 章認知理論的看法，進行資料更新與圖表補充，特別是暴露不反應法的原理。

4. 針對藥物治療與認知行為治療等章節，進行修正與更新：

　　這 20 年來作者們也累積許多臨床實務經驗；因此，針對藥物治療考量（第 8 章）、認知行為治療執行過程與相關表單（第 9、10 章），進行修正更新。

5. 第 12 章家屬如何幫助患者，增加「師長同學的理解與協助原

則」部分：

讓學校系統中的師長同學知道如何面對患者的強迫症狀，以及如何協助他們面對學業與人際適應上的困擾。

6. 第 13 章如何自助與預防復發，增加「四步驟八原則」的完整介紹：

「四步驟法」是國際上治療強迫症非常簡單有效的自我教導口訣，能有效增加患者對強迫症的辨識能力，進而預防復發；且筆者融入自己的治療經驗，彙整成四步驟八原則的口訣，可製作成隨時攜帶的書籤，幫助患者隨時使用。

感謝的人

本書的改版完成，花費作者們非常多的時間與心力，畢竟在大學教職、臨床工作、照顧家人與陪伴年邁父母之間，實在非常不容易兼顧，尤其是現在老花眼的我們！因此，改版完成，內心著實覺得非常激動與驕傲。希望接下來，能完成「薛西佛斯也瘋狂系列」之Ⅲ、Ⅳ。當作我們對華人地區強迫症治療與研究的重要成果與貢獻，那將是我們人生中非常榮耀與具有使命感的一件事。

首先，感謝我們人生中曾經相遇的這些病友與家屬，謝謝

你們貢獻了自己生命故事與治療經驗，我們的並肩作戰與你們不屈不撓的精神，都讓這本書注入了非常寶貴的養分與力量，謝謝你們！其次，感謝張老師文化萬儀總編的支持與鼓勵、吳冠儒編輯的辛苦校稿與行政協助。最後感謝我們的家人，謝謝您們在寫作過程中的包容支持與生活照顧，讓我們的撰寫之路沒有後顧之憂。本書雖然盡力求完善，難免仍有疏漏之處，還請讀者與先進們不吝指正。

初版序一：薛西佛斯的巨石

湯華盛
2004 年 12 月於臺北市立療養院

　　古希臘神話的悲劇人物薛西佛斯（Sisyphus）被宙斯詛咒，在地獄中不斷地推巨石上山，但抵達山頂時，巨石卻又再滾落山腳，這種徒勞無功、毫無指望的苦役可說是最可怕的刑罰了！

　　其實在這個紛紛擾擾的社會裡，存在著無數的薛西佛斯，終日因無盡的推石詛咒受磨難，我們稱這群患者所罹患的疾病為「強迫症」，他們會陷入一種無意義且令人沮喪的重複想法與行為當中，始終無法擺脫。強迫症的表現可輕可重，但假使症狀嚴重卻不治療，可能摧毀一個人的工作能力或學業表現，甚至連日常作息都會發生問題。

　　很多年以來，人們一直認為強迫症是一種罕見疾病，但是這個疾病常因病人隱瞞病情、不尋求治療而被輕忽。其實所有人口一生之中罹患強迫症的機率約 2% 至 3%，其比例高於思覺失調症、恐慌症等精神疾病。

　　雖然強迫症的發病年齡在青少年或成年早期（25 歲以前），但是也有學齡前發病的例子。研究顯示強迫症的成年患者，有三分之一在兒童期發病。若在兒童早期發病，將影響孩童的學習發展，所以兒童若罹患強迫症，應及早尋求醫師評估與治療。

　　強迫症的主要症狀包括兩大部分：第一、強迫思考：心中常有自己不想要的重複想法、影像或衝動，且持續擔心環境髒亂、害怕自己或心愛的人受到傷害、認為自己得到可怕的疾病等不合理想法；第二、強迫行為：雖可暫時減少強迫思考所帶來的焦慮，但是也因而不斷地強化患者執行強迫行為的動機，最常見的強迫行為是清洗與檢查。

　　強迫症的成因主要是器質因素，也就是腦部尾狀核、眼額前葉的部位有病灶，以致對很多訊息的過濾過分仔細，導致訊息塞車無法通行。如何治療強迫症？最有用的方式，還是選擇性血清素回收抑制劑（抗憂鬱藥物）加上認知行為治療的療效最好，大約可改善八成左右的症狀。

　　強迫症是一種慢性病，症狀起起伏伏，只有三成左右的個案可完全緩解，剩下七成的病患卻是時好時壞，因此絕大部分的病患要有長期抗戰的準備。其實尋求合格心理治療師的專業協助，加上自己強烈改變的動機，與家屬的支持配合，才能最有效的改善症狀。

　　由於臺灣一直沒有強迫症中文專書，不管病人、家屬或專業人員，都無法快速獲得強迫症的第一手知識，為了因應此一現況，我和我的好夥伴黃政昌教授發心想要書寫一本強迫症治療專書。感謝政昌不斷用他奮戰不懈的精神，催促我要如期交稿，讓我無法拒絕，只好乖乖將進度趕出來；也感謝愛妻鍾明芳的鼓勵，讓我撰稿時無後顧之憂；更感謝市療的師長與病人，

讓我很幸運地能在包容的環境之中，不斷地獲得知識與力量。這本書的出版其實是集眾人之力而成的，我不敢居功，同時我也以由衷的至誠，將本書獻給正在掙扎度日的強迫症病患，祝福你們能早日自在地做自己的主人！

初版序二：強迫症的認識與治療

黃政昌
2004 年 12 月於中國文化大學

　　經過九個月的資料彙整與密集寫作，臺灣、甚至華人地區第一本介紹強迫症的專業書籍於焉誕生，其緣起是許多病患或家屬不斷向作者們詢問，是否有強迫症中文書籍可供閱讀參考。縱然坊間已有非常多憂鬱症與焦慮症的中文書籍與文獻，但強迫症的相關文獻卻付之闕如，因此更激勵筆者與湯華盛醫師決定將目前的治療經驗、研究成果、國外資料匯集成書，以幫助更多患者、家屬與治療人員。透過本書的出版，我們可以清楚了解臺灣與國外強迫症的研究現況，毋需辛苦閱讀西文書與國外網頁，即可知悉當前國內外強迫症治療活動的景況。因此，在臺灣強迫症治療史上，本書的出版別具意義。

　　本書以「薛西佛斯也瘋狂」為名，有其典故和隱喻，以希臘神話裡一則「薛西佛斯推石上山」的故事作為引用。薛西佛斯是科林斯的國王，以詭計多端聞名，由於欺騙死神桑納托斯（Thanatos），而遭眾神之神宙斯（Zeus）懲罰，被打入地獄的薛西佛斯必須把巨石滾上山頂方可停止天譴，可是每回巨石推到山頂時，便又滾落至山腳下，於是薛西佛斯只好日復一日、永無止境地推著巨石。以此形容強迫症患者的症狀與心境，真

是最貼切不過了。患者鎮日重複清洗、檢查、計算、膜拜等行為，明知毫無意義卻無法控制或停止，彷若薛西佛斯推著巨石，反反覆覆，永無寧日，更可怕的是這些強迫行為並不因重複執行而消失。因此，強迫症是痛苦指數相當高的一種精神官能症，不經專業治療，患者很容易共病憂鬱症、甚至出現自殺意念。盼望藉由此書，引領讀者迅速進入強迫症患者與家屬們的內心世界，清楚認識強迫症之病因與症狀，如何有效治療，以解開這個「薛西佛斯的迷思」（The Myth of Sisyphus），幫助患者及早破繭而出，跳脫這個無意義的魔咒。

　　本書的最大特色是囊括強迫症的認識與治療，第一篇深入淺出介紹強迫症之定義、診斷標準、臺灣本土與國外強迫症流行病學研究結果分析、強迫症相關疾患介紹與區辨；第二篇探討強迫症之病因，包括生物模式、行為理論與認知理論的看法；第三篇為強迫症之評估與治療，包含常用的評估方法、如何施行藥物治療、行為治療與認知治療、家屬如何幫助患者、患者如何自助與預防復發，這些資料都非常寶貴實用；第四篇則是強迫症患者與家屬們的經驗分享，以及心理師與醫師的治療感言，從治療師與病人的角度敘說患者罹病的故事點滴，使讀者可擬情貼近患者或治療師的內心世界，感受患者的痛苦與治療師的不捨。最後，附錄一的強迫症常見問答集錦，可供讀者儘速為心中疑難尋得解答；附錄二則提供相關網站、醫療資源、書籍、影片等參考資料，供讀者進行更深、更廣的涉獵；另有 OCD 自我勉勵口訣可供患

者隨時提醒自己。

　　筆者於臨床經驗中發現，不論是患者、家屬或治療人員，往往因為無知或認識不清，而陷入強迫症的魔掌，深感痛苦無助。本書對於強迫症的敘述詳盡，能提供讀者理解地更清晰，使我們不再懼怕，更有信心知道如何自助助人。因此，本書適合醫師、心理師、護理師、社工師、輔導老師等人員閱讀，能快速有效地進行相關治療活動；強迫症患者本身更可藉由本書的介紹，了解如何自助與預防復發；家屬、朋友與師長，則可了解應以何種態度與患者互動；此外也可做為大專院校心理診斷與治療相關課程的專業參考書。

　　本書的完成，首先要感謝許多患者與家屬參與我們的治療研究，尤其是怡怡與媽媽、翱翔與太太、唐唐、Jimmy（以上皆為匿名），願意分享自己罹病、治療與陪伴的心路歷程，為本書增添更多不同的角度與感性，在此特別謝謝您們的挺身而出、傾力相助。更要感謝湯華盛醫師，從論文研究到專書出版的鼎力協助與相互勉勵，雖然撰寫過程中不斷地討論修正，非常勞心費神，但是每當看到本書越寫越完整、越寫越滿意所帶來的成就感與喜悅，總令我倆情緒振奮，願意繼續堅持下去。感謝張老師文化公司，給予我們充分的支持與信任，讓我們可以忠於專業與個人寫作風格。最後感謝我的父母、岳父岳母、太太、以及心肝寶貝女兒，謝謝您們在寫作過程中的包容支持與生活照顧，讓我的撰寫之路沒有後顧之憂。

目次
Contents

PART 1
強迫症的定義與現況

PART 2
為什麼會得到強迫症

薛西佛斯
也瘋狂
強迫症的認識與治療

PART 3
強迫症的評估與治療

PART 4
強迫症患者的心路分享

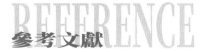

APPENDIX
附錄

REFERENCE
參考文獻

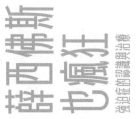

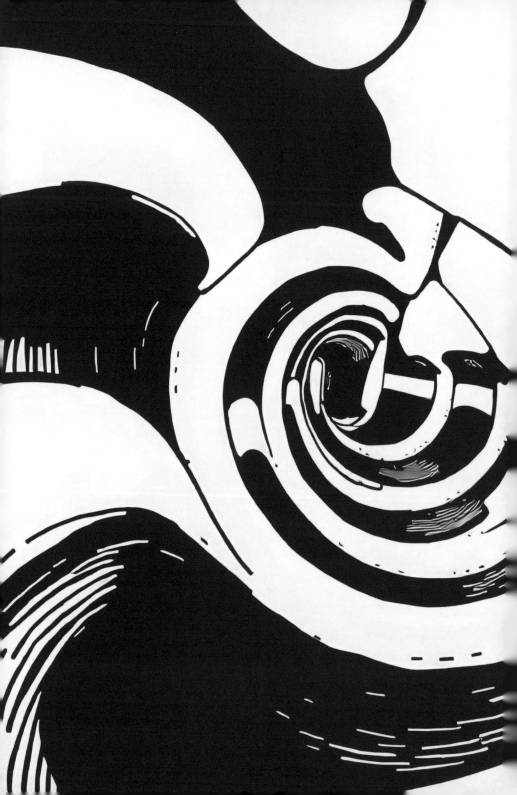

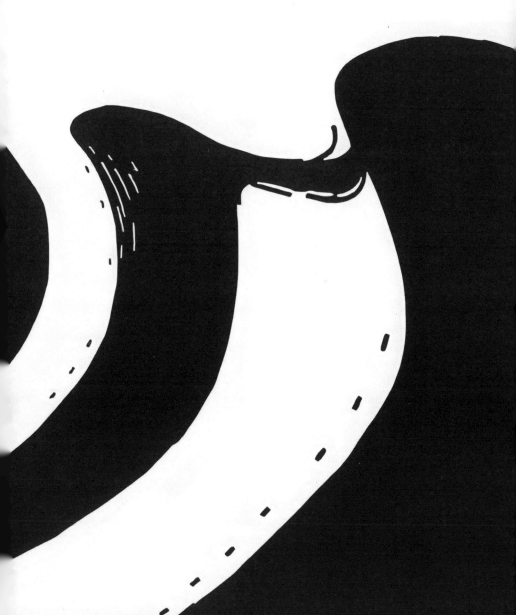

PART 1

強迫症的定義
與現況

第1章　強迫症的介紹與認識

案例1：

什麼都覺得髒，什麼都要清洗……這樣我才安心！

　　我目前52歲，師專畢業，在小學待了9年半的教職；我先生也是教師，目前剛從教職上退下來；我3個孩子，一個大四即將畢業，一個大二，另外一個是高中二年級。

　　我發現從小孩吃東西的習慣開始，本來沒有限制他們的用餐地點，讓他們到處都可以坐著吃，後來規定他們只能在餐桌上吃，其他地方都不行，讓用餐場所變成固定的，可是小孩抗議說：「在外面陽台一邊看鳥啊、一邊吃很舒服啊，為什麼一定要在餐桌上吃？」這個時候我就開始覺得：「對呀！以前都是這樣子，怎麼突然間要趕他們到餐桌上吃？」那時候不知道為什麼，可是就覺得那是應該的……。

　　後來凡是油膩的、甜的、會掉餡的食物，都漸漸開始不買，也不准他們吃；接著外出回到家後，我開始覺得他們的鞋子要先拍乾淨再進屋、襪子則直接換掉；再後來，漸漸地我覺得這樣子還不夠，因為不只有鞋子、襪子髒，衣服也髒，所以要求他們在進屋前，必須要把外面那層衣服脫掉，進屋後再換乾淨

的衣服；而後又變本加厲覺得這樣還不夠徹底，必須一進門就先在玄關處將全身衣服脫掉，只剩一條內褲，然後要求他們從頭頂到腳底都必須徹底拍乾淨，再小心按照我規定的路線走進浴室洗好澡，換上乾淨的衣服，這樣我才能安心！也就是說外出回家後，必須先通過我這一關之後，他們才可以自由活動。

大概是在 7 年前的時候，那時我已經決定不出門了，因為除了對家人的要求以外，我對自己的要求更嚴格，出去買菜回家後要進浴室不停地洗澡，那一洗大概就要 2 個小時，尤其頭髮是一根一根的，怎麼洗都洗不乾淨，洗到到最後真的痛苦不堪，所以就乾脆不出門了。

後來就由我先生買菜，我覺得這樣子也不錯，省去洗澡的時間，我就可以比較安心做家事……。那種感覺彷彿我們吃某樣東西，但味道卻不知不覺地越吃越重……像是外出回家時，起初只要拍身體就好，後來卻改成要脫衣服，再然後脫衣服不行，還要再加上洗澡，如此逐步加重……。這個觀念，這種想法，誰也沒有覺察到，而它自然而然就產生了。

雖然家人們明顯察覺到我的狀況越來越嚴重，但我自己卻覺得這是理所當然的。過去，我對此毫無察覺，現在我明白了，反而感到一絲欣慰。幸運的是，我及時做出了補救措施，將我認為應該清理乾淨的地方整理好了。對於以前未能及早發現這些問題，我感到深深的後悔。

這些行為很明顯跟常人不一樣，那時我還不知道這是強迫

症，而有個臺師大心輔系研究所的鄰居，他說他在課本上有看過，這樣重複的行為是強迫症。在那之後，「強迫症」三個字便在我心裡頭植了下來；後來偶然在報紙上看到一篇報導，其情況與我相當類似，再加上鄰居的提醒，我很肯定自己得了強迫症。那時候反倒鬆了一口氣，因為我終於知道自己得了什麼病，不然一直摸索卻不知事實，只會讓我更胡思亂想……。

案例 2：
什麼都覺得不安全，什麼都要檢查……這樣我才會放心！

我今年 30 歲，我是大專（二專）企管科畢業。曾做過進出口業務、庫房管理工作。家中有爸爸、媽媽和哥哥，爸爸已經退休了，目前 80 歲，媽媽快 50 歲，在工廠做手工，哥哥是職業軍官，大我 2 歲還沒結婚。

一開始負責汽車維修工作的時候，會有重複檢查的舉動，比方螺絲是否鎖緊、配件有沒有安裝到位。尤其汽車安全系統方面的問題，我都會特別注意，很害怕車主從我手上將維修好的車子開出去後會發生什麼事情。

當時，因為我會一直重複檢查再檢查，所以我維修一台汽車，別人可以維修三台，而如此耗費時間，也導致自己心情非常鬱悶，但久而久之習慣之後，也就沒有太在意這件事了。而

這件事的源頭，其實我自己也不太清楚，後來直到去長庚醫院做身體檢查時，他們才說我這是強迫症。

關門、鎖門、開車，我都會去重複檢查很多次，例如：騎摩托車鎖大鎖的時候，明明已經鎖好離開了，我還是不放心，又回來檢查一次；我明明已經將零件鎖好，也檢查過了，但還是會再去拉扳手，檢查有沒有關好，後來甚至還會計算次數，一般狀況下是數到 18 次，但現在狀況比較輕微，大概 12 次就會結束，只是數到忘記的時後仍然會重頭來過。這樣我才有辦法停止，不然我會一直做下去。

像我會為了有沒有將家裡鐵門關好，而一直重複檢查，即使家人已經關好也確認過了，但自己還是不放心，會再次檢查鐵門，確定它已經關好；買東西付款找零時，我也會一直重複問老闆：「你找錢給我了嗎？」會讓別人覺得我很煩。只要每當這種強迫檢查或重複問話的舉動出現時，我就煩躁、焦慮不已，雖然有時可以忍耐，但有時仍然控制不住，且如果忍住不「重複」，就會感到非常痛苦。

我大哥跟我爸爸不會討厭我重複問話，他們可以讓我問或者回答，但問到一個程度後，他們便會說：「好！我知道了，你不要再問了。」可是媽媽非常討厭我這樣，她要我改掉這個習慣，講話講一遍就好，不要重複問。雖然我會因為怕被她罵，就會忍住不重複，但有時候還是沒有辦法忍，依舊會脫口重複問話，然後就會被她罵。

◆　強迫症的定義與診斷

　　強迫症（obsessive-compulsive disorder, OCD）是一種焦慮性疾患（anxiety disorder），其特徵是有一股焦慮不安的想法、衝動或影像，在患者腦海之中不斷地出現，讓患者覺得很痛苦。為了消除這些強迫念頭所帶來的困擾，患者會不斷地做出強迫行為。例如：案例 1，患者非常怕髒、擔心細菌感染，因此不斷地清洗物品、擦拭地板，甚至要求家人進門前必須進行拍打或更衣的動作，以確保居家環境是乾淨無汙染；案例 2，則是怕發生危險，因此不斷重複檢查、問話尋求保證，以確定物品或用具都處於完全安全無慮的狀態下，自己或他人才不會因為自己的疏忽，遭受生命財產的損失。

　　雖然大部分患者都知道這樣的強迫思考或強迫行為不合理，甚至是荒謬的，但是由於強迫思考會引發高度焦慮，即便病人努力地嘗試想忽視或抑制這些念頭，可通常無法轉移，最後只好透過別的念頭或強迫行為來抵銷。因此，強迫思考和強迫行為經常配對發生，常見的例子：「怕髒，就重複洗手、洗澡、出門戴手套、經常換衣服、家中擦拭得一塵不染等」；「怕危險，就重複檢查瓦斯、門窗、水龍頭、門鎖等」；「害怕遺失重要東西，就囤積物品（無意義、無價值的物品）、不敢丟垃圾、或不斷檢查垃圾等」；「害怕感染愛滋病或其他病變，就不斷抽血檢查，不和別人接觸，以避免唾液飛沫傳染」；「擔心忘

記別人講過的重要內容，就不斷詢問重複的話題」等。

　　而且，若不加以治療，則強迫思考與強迫行為的連結將越來越牢固，隨著強迫思考出現頻率越來越高，執行強迫行為的次數、時間也會越來越長，甚至嚴重化、複雜化、儀式化。因為患者無法擁有自由的時間與意志，而感到非常痛苦與沮喪，最後將癱瘓個人的生活、學習與職業功能。

　　根據美國精神醫學會《精神疾病診斷與統計手冊》第五版（DSM-5, APA, 2013）的強迫症詳細診斷準則，如表 1-1 所列：

　　根據 DSM-5 的準則，病患必須能夠認清這些強迫念頭完全是自出於自己腦中。跟其他焦慮症一樣，強迫症的要件必須是症狀會導致顯著痛苦，或嚴重影響生活機能，且任何其他的精神疾病都不能為症狀做出更好的解釋，也不是由物質（substance）或一般醫療狀況（medical condition）所引起的。如此才能確立是強迫症的診斷。

◆ 強迫症的類型與共病性

一、強迫症的類型

● 「傷害、汙染」與「檢查、清潔或清洗」是最常見的強迫思考與強迫行為類型。

● 大部分患者都同時出現強迫思考與強迫行為，甚少有人只出

表 1-1　《精神疾病診斷與統計手冊》第五版的強迫症診斷準則

A. 出現強迫思考、強迫行為或兩者兼具。

※ 強迫思考如 1 及 2：

1. 持續且反覆出現的一些想法、衝動或影像，在困擾的症狀干擾時，有些時候個案的感受是侵入的、不想要的；這會對大部分的個案造成明顯的焦慮或痛苦。

2. 個案企圖忽略或壓抑這樣的想法、衝動或影像，或試圖以一些其他的想法或行動抵消它們（例如：做出強迫行為）。

※ 強迫行為定義如 1 及 2：

1. 重複的行為（例如：洗手、排序、檢查）或心智活動（例如：祈禱、計數、重複、默念），個案必須回應強迫思考或根據某些必須嚴格遵守的規則來被迫的做出這些動作。

2. 這些行為或心智活動的目的是防止或減少焦慮或痛苦，或者預防發生一些可怕的事件或情況；但是，這些行為或心智活動與其期望去抵銷或預防的現實狀況是不符合的，或顯然是過度的。（註：年輕小孩可無法明白說明這些行為或心智活動的目的。）

B. 強迫思考或行為是費時的，或引起臨床上顯著苦惱或社交、職業或其他重要領域功能減損。

C. 強迫症無法歸因於某物質或另一身體病況所產生的生理效應。

D. 困擾無法以另一精神疾病的症狀做更好的解釋。

※ 特別註明：

良好的，或尚可的病識感：個案認為強迫症的信念一定或可能不是真實的，或者半信半疑。

差的病識感：個案認為強迫症的信念可能是真實的。

沒有病識感／具妄想信念：個案完全相信強迫症的信念是真實的。

註：資料來自《DSM-5 精神疾病診斷與統計》（*Diagnostic and Statistical Ma-nual of Mental Disorders（5th ed.）*, American Psychiatric Association , 2013, Washington, DC: American Psychiatric Association.），徐翊健等譯，2018，合記圖書出版社。強迫性疾患相關介紹，請參見頁 235-242。

現強迫思考或強迫行為其中一項。

● 每位患者至少有 1 種以上的強迫思考或強迫行為類型。

　　研究強迫症類型時,最常使用之分類向度為「耶魯—布朗強迫症量表」(Yale–Brown Obsessive-Compulsive Scale, Y-BOCS)中的分類法,包括 8 種強迫思考和 7 種強迫行為。如表 1-2 所示。

　　Summerfeldt、Antony、Dowine、Richter 和 Swison (1997)以自己所屬醫院 182 位強迫症患者做為研究樣本,採用「耶魯—布朗強迫症量表」裡所列舉的症狀清單來研究各種強迫思考與強迫行為的盛行率,結果如表 1-3。

　　其中「傷害、汙染」與「檢查、清潔或清洗」分別是最常見的強迫思考與強迫行為類型。而且發現,大部分患者都是同時出現強迫思考與強迫行為,甚少有人只出現強迫思考或強迫行為其中一項。其次,每位患者至少有 1 種以上的強迫思考,或強迫行為類型。

二、強迫症的共病性

● 強迫症 7 成以上患者,至少有 1 種以上的共病。

● 最普遍的共病診斷,依序是:社交畏懼症、憂鬱症、特殊恐懼症、輕鬱症、人格障礙。

表 1-2 強迫思考與強迫行為類別表

強迫思考（obsessions）	說明
1. 傷害 （aggressive obsessions）	害怕傷害自己或別人，或做出令自己無法控制的事情
2. 汙染 （contamination obsessions）	怕髒、怕觸摸，怕清潔劑、化學藥品等各種汙染物
3. 性 （sexual obsessions）	出現不合理的性畫面或思考，如對自己的小孩性侵犯
4. 囤積或節省 （hoarding／saving obsessions）	認為每樣東西都很重要捨不得丟掉，因此堆積很多東西
5. 宗教或道德 （religious obsessions／scrupulosity）	擔心冒犯神明，或擔心道德上的對錯
6. 對稱或精確 （obsessions with need for symmetry or exactness）	紙張書本都要排列整齊，擔心計算和手稿是否正確完美
7. 其他特殊 （miscellaneous obsessions）	害怕說出某些事情或丟掉東西、有迷信的害怕等
8. 身體（somatic obsessions）	過分在乎身體微恙或疾病
強迫行為（compulsions）	
1. 清潔或清洗 （cleaning／washing compulsions）	過度、或儀式化的清洗行為，或使用手套等，避免接觸汙染物
2. 檢查 （checking compulsions）	重複檢查自己是否有傷害到自己或別人
3. 重複儀式 （repeating rituals）	重複閱讀、書寫或一些日常活動（開門、整理儀容）
4. 計算 （counting compulsions）	重複計算書本、地磚、天花板、字母、洗手等數目
5. 排序或整理 （ordering／arranging compulsions）	重複將紙張書本等東西，以特定順序排列，不能弄亂
6. 囤積或蒐集 （hoarding／collecting compulsions）	不斷蒐集或堆積一些沒有用的東西，但自己認為很重要
7. 其他特殊 （miscellaneous compulsions）	重複問話、測量或觸摸，心靈的儀式行為，迷信的行為

表 1-3 182 位強迫症患者在 Y-BOCS 症狀檢核表的症狀表現

症狀	人數	百分比
強迫思考		
傷害	125	68.5
汙染	105	57.7
對稱或精確	97	53.2
身體	62	34.1
囤積或節省	55	30.2
宗教或道德	44	24.2
性	36	19.8
其他特殊	101	55.5
強迫思考		
檢查	147	80.7
清潔或清洗	116	63.7
重複	101	55.5
排序或整理	73	40.1
計算	64	35.2
囤積	51	28.0
其他特殊	108	59.3

註： Y-BOCS, Yale-Brown Obsessive-Compulsive Scale. 資料來自 *Obsessive-com-pulsive disorders: Theory, research and treatment*（p. 8），by R. P. Swinson, M. M. Antony, S. Rachman, & M. A. Richter （Eds），1998, New York: Guilford.；此符號表示所有人數中至少有一種強迫症狀。

　　符合強迫症診斷的患者，常患有其他精神疾病，此現象稱為「共病性」（comorbidity）。Summerfeldt 等人（1997）以任職醫院（Anxiety Disorders Clinic at the Clarke Insti-

tute of Psychiatry in Toronto）的 資 料， 根 據 SCID-IV
（Structured Clinical Interview for DSM-IV）診斷標準進行
分析。結果發現：87 位病人中，有將近 36% 的人只罹患強迫
症此一精神疾病，28.7% 的人有另一種附加診斷病症，17.2%
的人有 2 種附加診斷病症，18.4% 的人有 3 種以上的附加診斷
病症。最普遍的共病診斷是社交畏懼症，百分比達 41.4%；憂
鬱症 24.1%；特殊恐懼症 20.7%；輕鬱症 13.8%；人格障礙
11.5%；廣泛性焦慮症 11.5%；妥瑞氏症 8.0%，以及拔毛症
4.6%，見表 1-4。

表 1-4 87 位強迫症患者的共病數目與共病類別

共病數目	百分比	共病類別	百分比
僅強迫症	36%	社交畏懼症	41.4%
共病 1 種	28.7%	憂鬱症	24.1%
共病 2 種	17.2%	特殊恐懼症	20.7%
3 種以上	18.4%	輕鬱症	13.8%
		人格障礙	11.5%
		廣泛性焦慮症	11.5%
		妥瑞氏症	8.0%
		拔毛症	4.6%

註：　調查樣本人數為 87 人；依據 DSM- IV加以診斷；臨床樣本來源：Anxiety Disorders Clinic at
the Clarke Institute of Psychiatry in Toronto；資料來自 *Obsessive-compulsive disorders:
Theory, research and treatment*（p. 9）, by R. P. Swinson, M. M. Antony, S. Rachman, & M.
A. Richter（Eds）, 1998, New York: Guilford.

◆ 強迫症的盛行率

一、強迫症的盛行率

● 終生盛行率約在 0.6% 至 3.0% 之間，中位數為 2%。

● 男性與女性盛行率，比值是 1:1；女性的盛行率較男性略高，但沒達統計上的顯著。

　　強迫症真正的盛行率一直沒有定論，至 1980 年代為止都還被視為極罕見疾病，社區盛行率估計只有 0.05%。研究者根據 Rasmussen 以及 Eisen（1998）所提供的所有盛行率研究數據進行歸納分析，發現強迫症 6 個月內盛行率約在 0.4% 至 3.6% 之間，中位數為 1.3%；而終生盛行率約在 0.6% 至 3.0% 之間，中位數為 2%。關於臺灣地區盛行率之研究，僅有一篇國外研究報告提及。Weissman 等人（1994）以《精神疾病診斷與統計手冊》第三版之診斷守則為依據，使用結構式訪談，以世界上 7 個不同地區的社區樣本為研究對象，結果發現除了臺灣之外，其他 6 個地區（美國、加拿大艾德蒙頓、波多黎各、慕尼黑、臺灣、韓國、紐西蘭）強迫症終生盛行率與一年內盛行率都相近似（範圍分別是 1.9% ～ 2.5%；1.1% ～ 1.8%），此研究中所囊括的臺灣強迫症診斷病例很少，其終生盛行率與一年內盛行率分別為 0.7% 與 0.4%。

　　表 1-5 呈現一些大型疾病性別與盛行率的相關研究結果。

在強迫症的研究中，女性的盛行率較男性略高，但是並沒有出現統計上的顯著意義。此外，Antony 等人於 1998 年所發表之論文引述 Faravelli 等人（1989）與 Nastadt 等人（1994）之研究結果，男性與女性盛行率比值是 1:1。顯示一般人口群中，男性與女性在強迫思考與強迫行為的普及程度相同。

表 1-5 流行病學研究中強迫症性別與盛行率之關係

所屬研究	估計的類型	盛行率（%）	
		女	男
ECA （Karno, Golding, Sorenson, & Burnam, 1988）	終生	2.9	2.0
ECA （Regier et al., 1988）	1 個月	1.5	1.1
Henderson & Pollard （1988）	點	3.2	2.4
Kolada, Bland, & Newman （1994）	終生	3.1	2.8
	6 個月	1.6	1.6

註： ECA, Epidemiologic Catchment Area study. 資料來自 *Obsessive-compulsive disorders: Theory, research and treatment* (p. 16) , by R. P. Swinson, M. M. Antony, S. Rachman, & M. A. Richter （Eds）, 1998, New York: Guilford.

二、強迫症的男女常見症狀

● 男性較女性，出現較多：性、對稱或精確及儀式行為。
● 女性較男性，出現較多：傷害思考、清潔儀式。

　　然而在強迫思考或強迫行為的特殊症狀類型上，男女之

間似乎有些差異。Lensi 等人（1996）發現，跟女性比較起來，男性表示在性、對稱與精確及儀式行為的比例也較高，女性則在傷害思考與清潔儀式上的比例較高（見表1-6）。此外 Antony 等人於 1998 年所著之論文也提及許多前人的研究報告（Castle Deale&Marks, 1995; Drummond, 1993; Khanna &Mukherjee, 1992; Noshirvani, Kasvikis, Marks, Tsakiris&Monterio, 1991; Rachman , Hodgson et al.,1980），其結果均支持女性比男性容易出現清潔儀式的強迫行為。關於男性較容易有性方面的強迫思考、女性較容易有清潔儀式的強迫行為這項發現，Lensi 等人（1996）與Khanna、Mukherjee（1992）認為強迫症症狀的內容與臨床表現可能受社會文化的影響。

表 1-6 性別與強迫症狀類型出現率的關係

	性	對稱或精確	儀式行為	傷害思考	清潔儀式
男 > 女	27% vs.12.7%	28.6% vs.8%	34.8% vs.22.1%	------	------
女 > 男	------	------	------	26.2% vs.15.3%	59.6% vs.43.7%

註： 資料整理自 Lensi 等人（1996）的研究結果。

◆ 強迫症的發病年齡與病程發展

一、發病年齡

● 平均發病年齡，大約 20 至 22 歲之間；且男性早女性 3 至 5 歲發病。

● 發病年齡呈雙峰分布，分別是 12 至 14 歲與 20 至 22 歲。

● 50 歲以後才發病的情形很稀少，幾乎沒有病人在 65 歲之後發病。

　　Antony、Downie、和 Swinson（1997）調查自己診所中 56 位強迫症患者的發病年齡發現：全部的人平均發病年齡是 21.12 歲（n=56）；單獨男性是 19.56 歲（n=33）；女性則是 23.54 歲（n=23）。雖然樣本中男性與女性之間的年齡差異沒有到達統計上的顯著差異（$t_{(54)}$ = -1.46, ns.），但 Antony 等人（1998）總括一些早期出版之研究報告結果，發現結果大多是男性發病年齡較早，如表 1-7 所示：

表 1-7 強迫症發病年齡

所屬研究	樣本類別（數量）	發病年齡		
		全體	女	男
Burke, Burke, Regier, & Rae（1990）	流行病學樣本 其中 OCD 患者 （n = 585）	23	24	21
Castle, Deale, & Marks（1995）	臨床樣本（n = 219）	24.3	26.0	22.0
Lensi et. al.（1996）	臨床樣本（n = 263）	22.9	24.3	21.1
Minichiello, Baer, Jenike, & Holland（1990）	臨床樣本（n = 138）	22.3	24.6	19.8
Noshirvani, Kasvikis, Marks, Tsakiris, & Montiero（1991）	臨床樣本（n = 307）	22.7	24.0	21.0
Rasmussen & Tsuang（1986）	臨床樣本（n = 44）	19.8	22.9	15.5
Thyer, Parrish, Curtis, Nesse, & Cameron（1985）	臨床樣本（n = 27）	25.6	—	—

註： 資料來自 Obsessive-compulsive disorders: Theory, research and treatment（p. 23），
by R. P. Swinson, M. M. Antony, S. Rachman, & M. A. Richter（Eds），1998, New York:
Guilford. 除 Burke 等人（1990）所提供資料是屬於發病年齡的中位數外，其餘都是發病年
齡的平均數。

　　Neziroglu、Anemone、 和 Yaryura-Tobias（1992） 指
出，女性的平均發病年齡有兩個高峰，一是 22 至 24 歲，二是
29 至 31 歲。有些學者認為發病年齡可能跟病因有關，而男女
之間發病年齡的差異，可能反映出男性與女性病因的不同。童

年發病的情形常涉及下列情形：較嚴重的病情（尤其是男性）、產前胎兒創傷（prenatal trauma）出現頻率較高，與預後較差的病例。此外，Antony 等人於 1998 年引述 Minichiello 等人（1990）的發現，各類型強迫症發病年齡也不一樣。患有清潔儀式行為或只有強迫思考的病人發病年齡最高，而一開始只有檢查儀式或混合儀式行為的病人發病年齡最低。另外，Rasmussen 以及 Tsuang（1986）的報告指出，發病年齡呈現雙峰分布的情形，其高峰分別是 12 至 14 歲與 20 至 22 歲。

　　Hanna（1995）歸納 31 名罹患強迫症之兒童與青少年的發病年齡。各個特定年齡層中發病人數比例如下：小於 7 歲為 29%，8 歲至 12 歲為 52%，13 歲以上為 19%。此研究中，尋求治療的兒童以男性佔大多數的這項事實，跟男性較早發病的觀點一致。Antony 等人於 1998 年引述 Jenike（1991）與 Kolada 等人（1994）的研究結果皆顯示，50 歲以後才發病的情形很稀少，而 Ingram（1960）以 89 名住院病人為調查對象，結果只有 3 名病患是在 55 歲至 65 歲的年齡層發病，沒有病人在 65 歲之後發病。

二、病程發展

● 強迫症的病情發展，大多呈現連續性模式（沒變、變好、變差）而非陣發性。

● 失落事件（如小孩出生、工作升遷）、環境改變（如失業、喪親、愛人死人）等心理壓力，將導致病情加重。

● 從發病到初次尋求治療平均時間長度為 7.6 年；兒童時期病情嚴重程度，能有效預測成年時期的嚴重程度。

Demal、Lenz、Mayrhofer、Zapotoczky 以及 Zitterl（1993）在一項回溯式研究中發現強迫症病情發展的 5 種模式，研究樣本是 62 名符合國際疾病分類第八版（ICD 8）或第九版（ICD 9）強迫症要件的病人。這 5 種模式包括：一、連續性且病情沒有改變（27.4%）；二、連續性且病情惡化（9.7%）；三、連續性且病情好轉（24.4%）；四、陣發性且有部分症狀緩解（24.2%）；五、陣發性且症狀完全緩解（11.3%）。而 Rasmussen 和 Tsuang（1986）則歸納出 3 種模式。其研究樣本為 44 名病人，其中有 84% 的病人其病程為連續性模式、14% 的病人病情趨於惡化、2% 的病人是陣發性模式。所有病人發病前有許多強迫人格特質（substantial obsessive traits），從發病到初次尋求治療平均時間長度為 7.6 年。此研究中，25% 的病人顯示強迫症的發病與環境的推波助瀾有關，75% 的人顯示無此現象。就「環境的推波助瀾」此變項而言，最典型的例子為責任加重（如：有了小孩、工作的升遷）以及失去某種東西（如：所愛之人死去、失業）。此外，幾乎所有病人皆因心理壓力致使病情加重。

　　Rettew Swedo、Leonard、Lenane 與 Rapoport（1992）追蹤研究 79 名罹患重度強迫症的兒童與青少年，平均追蹤時間為 7.9 年。追蹤結果顯示，儘管有許多病患還是受強迫症困擾，但無任何人表現跟原來一樣的症狀；另外 Thomsen（1995）追蹤 47 名強迫症兒童至成年階段，結果顯示發病年齡並不能預測其病程發展模式，但是兒童時期病情之嚴重程度能預測成年時強迫症的嚴重程度，其結果也顯示陣發性模式在女性發生率較高。

◆ 強迫症的其他臨床特徵

一、教育程度、職業狀況與收入

● 強迫症患者，大多是高中畢業，其次是大學畢業；和其他焦慮障礙的學歷沒有顯著差異。

● 和焦慮症族群相比：強迫症族群就業率和收入明顯偏低，且較高比例的人正接受社會福利或經濟援助。

　　在 Antony 等人（1998）的臨床檔案資料中，強迫症患者高中畢業的人數比例為 90.7%，學院／大學畢業者佔 53.5%，研究所畢業者則佔 10.4%。在教育程度分布上，強迫症、人格障礙、社交畏懼症與特殊恐懼症患者並無顯著差異。

Steketee、Grayson、以及 Foa（1987）針對強迫症族群與患有其他各種焦慮症的族群進行比較，結果顯示：焦慮症族群中有 68.3% 的人，在研究進行當時任職中，而強迫症族群卻只有30.7% 的就業率。此外，跟焦慮症族群（10%）相較之下，強迫症族群中有較高比例的人（24%），正接受社會福利或經濟援助。因此強迫症族群的收入明顯地低於對照組。然而，在 Antony 等人（1998）的臨床檔案中，則未發現上述病患族群之間，其所得有任何重大差異存在。

二、婚姻狀態

● 強迫症患者單身的比例較高；且出現在分居及離婚族群中比例，高於已婚或未婚族群。

● 世俗眼光較能接受女性罹患強迫症，間接導致男性強迫症患者不婚比例較高。

● 3 至 5 成強迫症患者，覺得婚姻品質是屬於不快樂或是痛苦的。

在臨床樣本方面：Antony 等人（1998）所研究的 87 位強迫症患者中，有54% 的比例為單身，41% 已婚（或同居），4.6% 已分居、離婚或喪偶者。雖然跟其他疾病患者的婚姻狀態差異不大，但跟社交畏懼症病人（60.2%）比起來，強迫症患者單

身的比例較低；而跟人格障礙（39.1%）與特殊恐懼症（25%）病人相比，強迫症患者單身的比例較高。Steketee 等人（1987）的研究發現，強迫症患者的婚姻狀態與其他焦慮症病患並無顯著不同。

　　在流行病學樣本方面：Antony 等人於 1998 年引述 Bland（1988）、Karno、Golding、Sorenson 以及 Burnam（1988）等人的研究結果，他們均指出在分居及離婚的族群中，強迫症患者的出現比例，較已婚或未婚族群高；相反地，Nestadt、Samuels、Romanoski、 Folstein、 以 及 McHugh（1994）則發現，強迫思考與強迫行為（不一定要到達臨床上的嚴重程度）在已婚或喪偶者中的發生率，較單身或分居／離婚者高 2 倍。Castle 等人（1995）與 Noshirvani 等人（1991）的研究則一致發現：已婚或處在穩定同居狀態的強迫症女性患者比例，較男性患者高，而有小孩的比例也較高。這可能和男性強迫症患者的發病年齡比女性患者早；而且一般世俗眼光較能接受女性罹患強迫症，間接導致男性強迫症患者不婚比例較高。至於相關婚姻狀態與婚姻品質的研究結果，則如下頁表 1-8 所示：

三、宗教信仰

● 強迫症患者的宗教信仰跟焦慮症和一般人口相比，並無顯著差異。

表 1-8 強迫症患者的婚姻狀態

所屬研究	未婚百分比	婚姻品質
Ingram（1961）	68%（男） 40%（女）	
Bellodi, Sciuto, Diaferia, Ronchi, & Smeraldi（1992）	89%（男） 48%（女） 68%（全體）	
Khanna, Rajerdra, & Channabasavanna（1986）	61%（男） 25%（女）	
Kringlen（1965）	39%（男） 38%（女）	46% 不快樂
Lo（1967）	61%（男） 42%（女）	
Welner, Reich, Robins, Fishman, & Van Doren（1976）	39%（年輕樣本）	35% 不快樂
Coryell（1981）	72%	
	流行病學樣本 其中 OCD 患者 （n = 585）	23
Hafner（1988）	67%	
Balslev-Olesen & Geert-Jorgensen（1989）		大致上快樂
Freund & Steketee（1989）		LWMAT 平均分數在不適應範圍
Emmelkamp, de Haan, & Hoogduin（1990）		50% 感到痛苦（MMQ）
Riggs, Hiss, & Foa（1992）		47% 感到痛苦（LWMAT）
Chambless & Steketee（1997）		DAS 平均分數在一般範圍；32% 分數在痛苦範圍

註： LWMAT, Locke-Wallace Marital Adjustment Test; MMQ, Maudsley Questionnaire; DAS, Dyadic Adjustment Scale. 資料來自 *Obsessive-compulsive disorders: Theory, research and treatment*（p. 123）, by R. P. Swinson, M. M. Antony, S. Rachman, & M. A. Richter（Eds）, 1998, New York: Guilford.

● 強迫症嚴重度卻和患者的信仰程度有關，信仰越虔誠，症狀內容跟宗教有關的可能性就越高。

● 強迫症患者的虔誠度和罪惡感相輔相成，其他焦慮症患者則沒有此情形。

在臨床樣本方面：根據 Antony 等人（1998）之研究結果，87 位強迫症患者中，30.1% 是天主教徒，24.1% 是基督徒，18.1% 是猶太教徒，3.6% 是回教徒，1.2% 是佛教徒，1.2% 是印度教徒，還有 21.7% 的人信仰其他宗教。而且強迫症患者的宗教信仰跟人格障礙、社交畏懼症，及特殊恐懼症病人的情形，並無太大差異，以上數據跟之前幾項研究結果一致（Raphael, Rani, Bale& Drummond, 1996; Rasmussen & Eisen,1992; Steketee, 1987），顯示出強迫症患者宗教信仰之分布狀態，跟其他焦慮症患者和一般人口相較，並無顯著差異。

然而對某些人而言，宗教仍對強迫症症狀的嚴重程度與內容方面有一定的影響力。Raphael 等人（1996）研究顯示：和其他精神科門診病患相比，強迫症患者表示自己隸屬於某宗教團體的比例較高。Steketee、Quay 以及 White（1991）則發現強迫症患者並沒有比其他種類的焦慮症患者更虔誠，但強迫症嚴重程度（非情緒方面）卻跟患者的信仰程度有相互關係；且強迫症患者信仰越虔誠，症狀內容跟宗教有關的可能性就越高。事實上，Antony 等人於 1998 年引述 Mahgoub 等人

（1991）和 Okasha 等人（1996）的研究報告結論，他們發現在保守宗教養育方式居主流地位的國家裡，強迫症患者之強迫思考與強迫行為的內容全都受宗教相關主題所支配；這些國家包括沙烏地阿拉伯、埃及等等。Steketee 等人（1991）研究發現，強迫症患者的虔誠度跟罪惡感是相輔相成的，而其他焦慮症患者則沒有這種情形。Higgins 等人（1992）發現：和人格障礙病患及其他精神病患（非焦慮）比起來，強迫症患者訴說的宗教方面的衝突較多。

第2章 臺灣本土強迫症的調查分析

　　筆者於 2002 年 7 月至 2003 年 4 月在北部某精神科專科教學醫院的強迫症特別門診進行訪談調查，在受訪的 148 位患者中，有 18 位患者的問卷，因為強迫症狀過於嚴重干擾、害怕填錯、不願意填寫及本人未親自前來等因素而無法使用，因此共蒐集有效問卷 130 份。依據這些樣本所提供之資料，針對「患者人口特徵的分布情形」、「患者求助經驗概況」、「患者的強迫症症狀類型與共病性」、「患者的生活品質與性格改變」、「其他研究發現」等向度之分析結果，深入淺出地向讀者介紹這些強迫症患者的臨床特徵，並與國外研究結果相較，以增進讀者對強迫症相關特徵的了解（《強迫症門診患者的臨床特徵與聯合治療模式效果之分析研究》（頁 71-91），黃政昌（2003）。

◆ 患者人口特徵的分布

　　在參與問卷調查的對象中，男性為 74 人，女性 56 人，合計 130 位。如表 2-1 所示，60 歲以下的各年齡層均有分布，依

人數分別是成人、青年、壯年、中年者居多（分別佔 39.2%、20.0%、20.0%、15.4%），平均年齡是 32.55 歲。教育程度大部分是高中與大專學歷（分別佔 33.8%、48.5%），接受教育的平均年數為 14.74 年。婚姻狀態以未婚者 75 人（57.7%）最多，其次已婚 46 人（35.4%），已婚者對婚姻的滿意度，50.0% 表示滿意、19.5% 則表示不滿意。在 1 至 5 點量表中（從非常不滿意至非常滿意），平均滿意度是 3.33 分。

　　職業狀態方面，有職業者 74 人（56.9%），無職業者 56 人（43.1%），依職業的專業程度再做劃分，則大部分是屬於高專業、專業、半專業的職業類型，分別佔 15.4%、10.8%、10.8%，學生族群佔 10.8%。在宗教信仰方面，有信仰者 79 人（60.8%）、無信仰者 51 人（39.2%）。患者所信仰之宗教類型，人數較多者依序是佛教、道教、基督教，分別佔 43.8%、7.7%、6.9%；以 1 至 5 點量表衡量有宗教信仰者之信仰虔誠度（從非常不虔誠至非常虔誠），平均虔誠度是 3.39 分。以下進一步討論表 2-1 各向度在人數與百分比上之意義：

一、性別

　　在性別方面，130 位強迫症樣本中有 56.9% 是男性、43.1% 是女性，男性比例似乎較高，進一步進行卡方適合度考驗，發現 $\chi^2=2.49$, $P>.05$，因此男女人數比例並無顯著差異。此結果和大部分臨床案例研究中，男女比例大約相當的說

表 2-1 130 位強迫症調查樣本各項「人口學資料」的人數與百分比對照表

變項名稱	樣本數（人）	百分比（%）
性別	130	
男	74	56.9
女	56	43.1
年齡（年）		
兒童青少年階段（18 歲以下）	7	3.8
青年期階段（19 至 24 歲以下）	2633	20.05.4
成人期階段（25 至 34 歲）	51	39.2
壯年期階段（35 至 44 歲）	26	20.0
中年期階段（45 至 60 歲）	20	15.4
老年期階段（60 歲以後）	3	2.3
平均數 =32.55；標準差 =11.59；最大值 =74；最小值 =13		
教育程度		
小學畢業	3	2.0
國中或初中畢業	13	10.0
高中職畢業	44	33.8
專科大學畢業	63	48.5
研究所畢業（碩士、博士）	7	5.4
受教育年限：平均數 =14.74；標準差 =2.64		
婚姻狀況		
已婚	46	35.4
離婚	5	3.8
未婚	75	57.7
分居	2	1.5
喪偶	1	0.8
婚姻滿意度		
非常不滿意	3	6.5
不滿意	6	13.0
普通	14	30.4
滿意	19	41.3
非常滿意	4	8.7
平均數 =3.33；標準差 =1.03		

職業狀況		
無	56	43.1
有	74	56.9
職業專業程度		
極專業	3	2.3
高專業	20	15.4
專業	14	10.8
半專業	14	10.8
非專業	4	3.1
學生	14	10.8
宗教信仰		
無	51	39.2
有	79	60.8
宗教名稱		
佛教	57	43.8
道教	10	7.7
基督教	9	6.9
天主教	1	0.8
其他	2	1.5
信仰虔誠度		
非常不虔誠	1	1.3
不虔誠	5	6.3
普通	43	54.4
虔誠	22	27.8
非常虔誠	8	10.1
	平均數 =3.39；標準差 =.81	

法 吻 合 （Black, 1974; Rasmussen & Eisen, 1998; Antony, Downie& Swinson, 1998）。

二、教育程度

　　教育程度方面，130 位強迫症樣本中，至少高中畢業的人數比例為 87.7%（高中 33.8% ＋大專 48.5% ＋研究所 5.4%），至少大專院校畢業的人數比例為 53.9%（大專 48.5%+ 研究所 5.4%），取得研究所學位之比例為 5.4%。若與 Antony 等人（1998）之研究結果相對照：強迫症患者至少高中畢業的人數比例為 90.7%，至少學院／大學學業者佔 53.5%，取得研究所學位者則為 10.4%。兩項研究在完成高中及大專院校學業的人數比例大致相同，但在「取得研究所學位人數比例」此一向度上，本研究人數比例較低。

三、婚姻

　　婚姻狀態方面，本研究之 130 位患者，未婚者比例為 57.7%、已婚者比例為 35.4%、分居、離婚或喪偶者比例則為 6.1%。對照 Antony 等人（1998）的 87 位強迫症患者之研究結果：54% 未婚，41% 已婚（或同居），4.6% 已分居、離婚或喪偶。兩項研究皆顯示強迫症患者未婚比例較高。此外，Steketee 等人的研究（1987）也顯示強迫症患者和社交畏懼症、其他焦慮症患者一樣，單身人數比例較高。

四、職業

職業狀態方面，本研究中有職業者佔 56.9%，無職業者佔 43.1%，正在接受家人經濟支援者佔 26.9%。對照 Steketee 等人（1987）的研究結果：焦慮症族群有 68.3 的就業率，強迫症族群則有 30.7% 的就業率；焦慮症族群和強迫症族群分別有 10%、24% 正接受社會福利或家庭經濟支援。由此看來，本研究的就業人數比例較國外為高，至於需要接受經濟支援的比例則大致相同。

五、宗教

宗教信仰方面，Antony 等人（1998）所研究的臨床樣本，100% 患者皆有宗教信仰，而本研究有信仰者則佔 60.8%，雖比國外來得低，但在文化差異下，此一比例是否算低則有待進一步研究。如 Raphael 等人（1996）就發現，和其他精神科門診病患相比，強迫症患者表示自己隸屬於某宗教團體的比率較高，這或許和強迫症的痛苦指數高、完全治癒率低，因此更需要宗教信仰有關。然而，Steketee 等人（1991）也發現，強迫症患者信仰宗教比例雖高，但相較於其他焦慮症患者，並未更加虔誠。

◆ 患者求助經驗概況

　　從表 2-2 發現，調查樣本的發病年齡主要分布在 12 至 34 歲之間，佔全體樣本的 77.2%，平均發病年齡是 22.65 歲。罹病時間大多介於 2 年至 20 年之間，佔全體樣本的 81.5%，平均生病時間是 119.96 個月（相當於 10 年），甚至有 11 位調查樣本的生病時間在 20 年以上（8.5%）。在求助經驗方面，尋求西醫治療、宗教協助、民俗療法、中醫治療求助的人數較多，分別佔 80.8%、36.9%、24.6%。而目前在醫療體系接受治療的方式，以藥物治療的 115 人最多，佔 88.5%，其次，除藥物治療外，又同時接受心理治療者，包括接受個別心理治療 31 人（23.8%）、接受團體心理治療 26 人（20.0%），其中有 10 人（7.7%）同時接受個別與團體心理治療。服藥狀況方面，以「按時按量」，及「不按時但按量」的人數比例較高，分別佔 62.3%、24.6%。在認識藥物方面，有 118 位知道自己服用藥物的種類，佔 90.8%，依序是服用抗強迫症藥物 (即抗憂鬱藥物)、抗焦慮藥物、助眠劑等人數比例較高，分別佔 86.4%、50.0%、38.1%。以下進一步討論表 2-2 各向度在人數與百分比上之意義：

表 2-2 130 強迫症調查樣本各項「求助經驗」的人數與百分比對照表

變項名稱	樣本數（人）	百分比（%）
發病時間（年齡）		
兒童期階段（12 歲以下）	13	10.0
青少年階段（12 至 17 歲）	38	29.2
青年期階段（18 至 24 歲）	36	27.7
成人期階段（25 至 34 歲）	27	20.8
壯年期階段（35 至 44 歲）	9	6.9
中年期階段（45 至 60 歲）	6	4.6
老年期階段（60 歲以後）	1	0.7
平均數 =22.65；標準差 =10.74；最小值 =6、最大值 =65		
生病罹病時間（月數）		
6 個月以內	1	0.8
6 個月至 1 年	3	2.3
1 年至 2 年	9	6.9
2 年至 5 年	29	22.3
5 年至 10 年	45	34.6
10 年至 20 年	32	24.6
20 年以上	11	8.5
平均數 =119.96；標準差 =94.66；最小值 =4、最大值 =528		
生病至今，曾經求助的方式是（可複選）：		
完全沒有	10	7.7
宗教協助（念佛、聽經、禱告等）	48	36.9
民俗療法（乩童、問神、作法）	32	24.6
西醫治療	105	80.8
中醫治療	19	14.6
其他		

您目前在醫療體系中，接受治療的方式是（可複選）：		
完全沒有	4	3.1
藥物治療	115	88.5
個別心理治療	36	27.7
團體心理治療	30	23.1
藥物治療＋個別心理治療	31	23.8
藥物治療＋團體心理治療	26	20.0
藥物治療＋個別心理治療＋團體心理治療	10	7.7
其他	2	1.5
若您有服藥，您的服藥狀況是：		
按時按量	81	62.3
按時不按量	6	4.6
不按時但按量	32	24.6
完全不服藥	1	.8
其他	10	7.7
您知道服用藥物的種類嗎？（尚無服藥者，無須填寫）		
不知道	12	9.2
知道	118	90.8
抗強迫症藥物（即抗憂鬱藥物）	102	86.4
抗焦慮藥物	59	50.0
助眠藥物	45	38.1
抗精神病藥物	13	11.0
其他	8	6.8

一、發病年齡

在發病年齡方面，本研究的平均發病年齡為 22.65 歲，男性為 20.66 歲，女性為 25.7 歲，兩者之間的平均數差異檢定結果為 $t_{(128)}$=-2.47，P<.05，顯示男性的發病年齡明顯地較女性早。這個結果和國外男性發病年齡較早的研究報告一致（Antony, Downie & Swinson, 1997）。至於「整體平均年齡」此一向度，7 篇國外研究報告中，發病年齡的總平均數為 22.94（範圍在 19.8 至 25.6 歲之間），與表 2-2 相較，大致上無顯著差異。本研究中 45 歲以上的發病病患數量僅佔 5.3%，而國外研究報告則顯示，極少人在 50 歲以上中老年階段以後才發病，兩項研究結果一致（Jenike, 1991; Kolada et. al., 等人 et. al., 1994; Ingram, 1961; Karno & Golding, 1991; Antony, Downie & Swinson, 1998）。

二、罹病時間

罹病時間方面，全體樣本的平均罹病時間是 119.96 個月（相當於 10 年），甚至有 11 位調查樣本的罹病時間在 20 年以上（8.5%）。此結果和強迫症的特殊病程發展有密切關係，例如：Rasmussen 以及 Tsuang（1986）研究 44 名病人，找出 3 種病程，其中 84% 的人屬於連續性變化、14% 的人病情惡化、其餘 2% 的人屬於間斷性變化，而從發病到初次尋求治療的平均時間是 7.6 年；其次 Rettew 等人（1992）長期追蹤 79 名患有

嚴重強迫症的兒童與青少年（平均 7 至 9 年），發現許多病患還是為強迫症所擾，但沒有任何人的症狀表現跟原來一樣。可見強迫症患者的病識感、求助的起始時間、病程的持續變化與症狀改變、環境壓力（工作升遷、小孩、愛人死去）等因素，皆會導致罹病時間增加。

三、求助方式

求助方式方面，本研究調查樣本曾有的求助方式，包括西醫治療 80.8%、宗教協助 36.9%、民俗療法 24.6%。這和 Pollard 等人（1989）研究發現：「多數強迫症患者都不會尋求幫助，只有 28% 的患者曾尋求相關協助，而在尋求協助的人之中，幾乎有一半的人是找非精神科醫師或神職人員，而非精神科專業人員，兩項研究結果差異很大，可能是因為本研究屬於臨床樣本調查，而非流行病學調查，因此研究對象都是已有病識感、需要求助的病患，其求助對象大多是精神科醫師，而非其他管道。另外也可能是因為 Pollard 等人（1989）進行研究的年代，強迫症醫療資訊未如現今普及，加上本研究調查地區屬於直轄市，強迫症的心理衛生資訊較為普及，因此較容易直接尋求專業醫療協助。

四、治療方式

治療方式方面，接受藥物治療者佔 88.5%，其次，除藥物

治療外又同時接受心理治療者，包括接受個別心理治療 31 人（23.8%）、團體心理治療 26 人（20.0%），其中有 10 人（7.7%）同時接受個別與團體心理治療。由此可見，在尋求精神科專業協助的過程中，藥物仍為主要的治療選擇，至於個別心理治療或團體心理治療則明顯偏低，這和臺灣精神醫療體系的現況相符，精神科的門診治療仍以藥物為主，心理治療為輔。至於服藥的狀況方面，能夠「按量服用」的患者合計為 86.9%（包含「按時按量」62.3%、「不按時但按量」24.6%），且 90.8% 服用藥物者知道所服用藥物的名稱，顯示強迫症患者的醫療配合度相當高，也清楚了解自己的用藥情況。分析原因可能是強迫症患者面對強迫症症狀的焦慮痛苦與功能障礙，希望儘快盡快藉由藥物治療來加以控制或改善，因而表現出較高的藥物順從性。

◆ 患者的強迫症類型與共病性

一、強迫症的類型

在 130 位調查樣本中，研究者以「耶魯─布朗強迫症量表」為調查依據，想了解各類型強迫症症狀的人數與分布情形。結果發現，在強迫思考部分，前四項人數比例較高者分別是「汙染」（36.9%）、「傷害」（22.3%）、「其他特殊」（15.4%）、「身體」（9.2%）。在強迫行為部分，前 4 項人數比例較高者

分別是「清潔或清洗」（35.5%）、「檢查」（29.8%）、「其他特殊」（16.1%）、以及「重複儀式」（9.7%）等四類。以症狀數量來統計，則發現強迫思考的症狀數量（共分成 8 大類、37 項）平均數為 10.27 個，強迫行為的症狀數量（共分成 7 大類、21 項）平均數為 5.35 個，強迫症狀總數量的平均數則為 15.62 個。其他強迫思考、強迫行為的人數與百分比請參照下頁表 2-3。

　　強迫症症狀數量方面，本研究中強迫症症狀總數量的平均數為 15.62 個（強迫思考數量平均為 10.27 個、強迫行為數量平均為 5.35 個）、有 4.5% 的人只有強迫思考而無強迫行為。對照 Rasmussen 和 Tsuang（1986）研究 44 位強迫症患者的資料：其中有 59% 的病人有超過 1 種類型的強迫思考、41% 的人有超過 1 種類型的儀式行為、4.5% 的人只有強迫思考而無強迫行為、有強迫行為而無強迫思考者則為 2.0%。這些結果說明了強迫症患者所具有的強迫思考或行為，並非單純僅是 1 種，而且大部分患者都同時具有強迫思考與相對應的強迫行為。

　　在強迫症類型方面，因為同樣是使用「耶魯—布朗強迫症量表」為調查依據，將本研究與 Summerfeldt 等人（1997）之 182 位強迫症患者研究結果，依各種症狀類型的人數比例進行排序，得到表 2-4 之結果，發現八類強迫思考類型的人數比例順序不盡相同，但經等級相關考驗後發現，$r_s=.91$, $P<.01$，表示兩項研究在八類強迫思考的人數比例順序，仍屬一致；至

表 2-3 130 位強迫症調查樣本在「強迫症類型」的人數與百分比對照表

症狀類型	人數	百分比
第一類：強迫思考（n=130)		
汙染	48	36.9
傷害	29	22.3
其他特殊	20	15.4
身體	12	9.2
對稱或精確	10	7.7
宗教或道德	7	5.4
性	2	1.5
囤積或節省	2	1.5
第二類：強迫行為（n=124a)		
清潔或清洗	44	35.5
檢查	37	29.8
其他特殊	20	16.1
重複儀式	12	9.7
排序或整理	8	6.5
囤積或收集	2	1.6
計算	1	.8
強迫思考症狀數量	平均數 =10.27	標準差 = 7.80
強迫行為症狀數量	平均數 = 5.35	標準差 = 4.46
強迫症狀總數量	平均數 =15.62	標準差 =11.66

a. 130 位調查樣本中，有 6 位僅有強迫思考，而無相對應的強迫行為。

於七類強迫行為的人數比例順序則大致相同，經等級相關考驗後發現，r_s=.96, P<.001，表示兩項研究在七類強迫行為的人數比例順序也是非常一致。此外，發現本研究以「汙染的強迫思

考和清潔或清洗的強迫行為」為人數比例最高的強迫症症狀類型，而 Summerfeldt 等人的研究結果卻以「傷害思考和檢查行為」最高。

表 2-4 兩項研究的「強迫症症狀類型」人數百分比、順序與等級相關

症狀類型	本調查結果 (n=130)		Summerfeldt et al. (1997) (n=182)		等級相關
	百分比	順序	百分比	順序	
第一類：強迫思考					
傷害	36.9	1	57.7	2	
傷害	22.3	2	68.5	1	
其他特殊	15.4	3	55.5	3	
身體	9.2	4	34.1	5	r_s=.91**
對稱或精確	7.7	5	53.2	4	
宗教或道德	5.4	6	24.2	7	
性	1.5	7	19.8	8	
囤積或節省	1.5	7	30.2	6	
第二類：強迫行為					
清潔或清洗	35.5	1	63.7	2	
檢查	29.8	2	80.7	1	
其他特殊	16.1	3	59.3	3	
重複儀式	9.7	4	55.5	4	r_s=.96***
排序或整理	6.5	5	40.1	5	
囤積或蒐集	1.6	6	35.2	6	
計算	.8	7	28.0	7	

**P<.01　***P<.001

二、強迫症的共病性

為探討「強迫症患者的共病性為何？」，研究者請精神科醫師依據「簡式國際神經精神會談量表」（mini international neuropsychiatric interview, MINI）進行共病診斷，以了解第一診斷（主診斷）為強迫症者，其第二診斷（次診斷）為何？甚至於次診斷的數量為何？結果發現，僅診斷為強迫症、並無任何其他診斷者有 71 人（54.6%），其次依序為共病 1 種者 32 人（24.6%）、2 種者 21 人（16.2%）、2 種以上者 6 人（4.6%）。在共病類別上，人數比例最高的前 4 項依序是輕鬱症、社交畏懼症、憂鬱症、泛焦慮症，分別佔全體人數的 18.5%、10.8%、8.5%、8.5%。其他共病類別的人數與百分比請參照表 2-5。

共病數量與類型方面，僅診斷為強迫症者佔 54.6%，共病 1 種者佔 24.6%、2 種者佔 16.2%、2 種以上者佔 4.6%。共病類別較高者依序是輕鬱症（18.5%）、社交畏懼症（10.8%）、憂鬱症（8.5%）、泛焦慮症（8.5%）等。而 Yaryura-Tobias 等人（1996）依據 DSM-III-R 診斷 391 人發現：57.8% 僅罹患強迫症、42.2% 的患者至少共病 1 種其他疾病，依序為憂鬱症（29.1%）、特殊恐懼症（27.9%）、藥物依賴（14.5%）、精神分裂症（11%）、身心症（9.7%）、慮病症（9.7%）、妥瑞氏症（7.2%）、厭食症（7.2%）、社交畏懼症（5.5%）、衝動

控制疾患（5.5%）、懼曠症（4.8%），以及過動症（4.8%）。
由此可見，在共病數量上的人數比例，和國外研究數據大致相同。

表 2-5　130 位強迫症調查樣本「共病數目與共病類別」人數與百分比對
照表

共病數目	人數	百分比	共病類別	人數	百分比
僅強迫症	71	54.6	輕鬱症	24	18.5
至少共病 1 種	32	24.6	社交畏懼症	14	10.8
共病 2 種	21	16.2	憂鬱症發作、憂鬱症（選擇性）	11	8.5
2 種以上	6	4.6	泛焦慮症	11	8.5
			精神病性疾患	8	6.2
			其他（人格違常、恐懼症、拔毛癖等）	8	6.2
			恐慌症	6	4.6
			懼曠症	4	3.1
			酒精濫用和依賴	1	1.8
			自殺傾向	2	1.5
			輕躁或躁症發作	1	0.8
			暴食症	2	1.5
			反社會人格違常（選擇性）	1	0.8
			創傷後壓力症候群（選擇性）	0	0
			非酒精性精神作用物質使用疾患	0	0
			厭食症	0	0

◆ 患者的生活品質與人格特質改變

一、患者的生活品質

　　至於強迫症患者的生活品質，研究者以「世界衛生組織的生活品質量表（臺灣簡版）」（姚開屏等，2001）為評量依據，以了解生理健康、心理、社會關係與環境四層面的生活品質（每題 1 至 5 分，分數越低表示生活品質越差），如表 2-6 所示。將平均得分與常模樣本的平均得分進行差異性檢定，發現生理健康、心理健康、社會關係三層面的平均得分顯著地低於常模樣本的平均得分，($t_{(129)}$=-12.29, P<.001; $t_{(129)}$=-13.15, P<.001；$t_{(129)}$=-9.02, P<.001)；環境層面（$t_{(129)}$=-1.45, P>.05），則未達顯著差異。此結果表示強迫症患者的生理健康、心理、社會關

表 2-6　130 位強迫症調查樣本之四項「生活品質向度」的描述統計與 t 檢定結果

生活品質向度	調查樣本		測驗常模 a		檢定結果	
	平均數	標準差	平均數	標準差	平均差	t 值
1. 生理健康	11.32	2.55	14.06a	2.34	-2.74	-12.29***
2. 心理	10.22	2.62	13.23	2.15	-3.01	-13.15***
3. 社會關係	11.44	2.68	13.56	2.29	-2.12	-9.02***
4. 環境	12.44	2.21	12.72	2.07	-.28	-1.45

註：　量表每題 1~5 分，分量表得分範圍分別為 7~35、6~30、4~20、9~36，總量表則為 26～130 分；a.「生活品質問卷」乃是以臺灣地區 17 家醫院，包括內科、外科、急診、婦產科、精神科、復健科、泌尿科、腫瘤科等合計 1068 位病患，做為測驗常模；***P<.001。

係等三層面的生活品質顯著地較一般常模病人（常模中的各科病人）來得差，環境層面則和一般常模病人沒有明顯不同。

Koran、Thienemann 和 Davenport（1996）以 60 名強迫症門診病患進行研究發現：強迫症患者生活品質受損程度跟憂鬱症病人相當；而跟一般人及與糖尿病患者相比，其工具性功能（instrumental functioning，如上班、居家、上學）與社會性功能（social functioning）都受到損害；社會性功能受損程度則跟與強迫症症狀的嚴重程度有關。因此，本研究與國外研究一致說明，強迫症對生活品質造成重大影響。

根據問卷訪問經驗，研究者發現可能的原因是，強迫症對日常生活或職業學習功能造成很大的障礙，因此患者之睡眠、移動、活力等功能狀態較差，亦即「生理健康品質」較差；其次，強迫症與內、外科的疾病不同，病人覺得那是一種別人不會懂的精神疾病，甚至比憂鬱症更奇怪、更難醫治，這些都間接影響病患對自我的正面觀感與自尊，亦即「心理健康品質」較差；加上強迫症的功能障礙和患者自尊心較低，也使其無法執行社交功能，因此「社會關係的品質」也較低。至於身體安全、居家環境、財物資源、物理環境、交通、飲食等因素皆屬外在因素，和一般病人相較並無顯著差異。

二、患者的病後人格

強迫症患者的病後人格特質有何改變？由表 2-7 的分析結

果可知，強迫症患者在支配性、責任性、穩定性、社會性等四個人格向度都顯著地低於常模樣本（$t_{(129)}$=-9.32, P<.001；$t_{(129)}$=-9.70, P<.001；$t_{(129)}$=-14.38, P<.001；$t_{(129)}$=-6.60, P<.001）。

表 2-7　130 位強迫症調查樣本四項「人格特質向度」的描述統計與 t 檢定結果

人格特質向度	調查樣本		測驗常模 a		檢定結果	
	平均數	標準差	平均數	標準差	平均差	t 值
1. 支配性	13.72	5.61	18.30	5.83	-4.58	-9.32***
2. 責任性	15.28	6.34	20.68	6.37	-5.40	-9.70***
3. 穩定性	11.82	6.19	19.62	6.27	-7.80	-14.38***
4. 社會性	16.02	5.94	19.46	6.23	-3.44	-6.60***

註：　量表每題 0～4 分，分量表得分範圍為 0～20 分，總量表則為 0～40 分；a.「高登人格量表登」乃以臺灣北部地區六所高中的男女人數，分別為 817 人、以及 793 人，及 2 所大學的男女人數分別為 134 人、184 人，合計有 1928 位學生，做為測驗常模；***P<.001。

　　由上述結果看來，因為強迫症患者因為大多屬於中等嚴重程度、且生活品質較差，加上長時間生病（平均數 10 年）、長期低自尊、缺乏人際社交活動等眾多因素影響之下，患者對於自己的看法、自我效能、情緒控制與行為模式也逐漸受影響。

　　例如：在團體中採取主動、自信心強、堅持己見等「支配性」特質開始下降；對於交付的工作能夠鍥而不捨地完成、不屈不撓、有決心又可信賴等「責任性」特質也逐漸喪失；其次，強迫症屬於焦慮疾患，患者的生活非常焦慮、緊張（一方面停不

下來，另一方面又怕被打斷或責罵），因此情緒「穩定性」較差；最後，由於強迫症使自信心降低，也影響患者和他人相處的意願與能力，因此，越來越少出門、不願意參加社交群聚的活動，「社會性」特質逐漸減低，社會關係品質也隨之越來越差。

◆ 其他研究發現

一、人口學變項和臨床症狀之的關係

1. 男性在「性的強迫思考」和「對稱或精確的強迫思考」兩項上的人數百分比都顯著的高於女性。

　　本研究結果和 Lensi 等人（1996）發現一致，即男性跟女性相比，在性方面（31.1% vs. 14.3%）、對稱或精確（54.1% vs. 35.7%）的強迫思考比例較高，並達顯著性。在傷害思考（44.6%vs.45.9%）與清潔儀式（62.5% vs. 52.7%）的比例方面，雖然女性較男性高，但未達顯著性，這一點和 Lensi 等人的研究發現不一致。關於男性在「性的強迫思考」和「對稱或精確的強迫思考」都顯著高於女性這項結果，可能是強迫症症狀內容與臨床表現受到社會文化影響所致（Lensi et al., 1996; Khanna & Mukherjee, 1992）。

　　一般而言，男性總是較女性更能直接地表達性想像與性需

求，而且社會對男性的成就與表現期許較高，相對地反映在生活或工作細節上，因為對稱或精確是完美的象徵之一，也是一種成就的表徵。

2. 在「性的強迫思考」上，未婚患者人數的百分比顯著高於已婚者；年紀越輕的成年患者越容易出現「性的強迫思考」。

　　在「性的強迫思考」上，未婚患者人數的百分比顯著高於已婚者（30.3% vs. 13.0%），研究者並未尋獲可供比較的相關文獻，然而從「社會化與性的發展歷程」角度來看，此研究結果甚為合理。因為正如第 1 章中關於強迫症患者的婚姻狀態的研究發現：強迫症患者因受病情影響導致社交能力較差，因此以未婚者居多。

　　然而，也由於未婚的關係，性生活較無法如已婚者穩定，性需求滿意度也較低，因此出現較多性方面的遐想，甚至轉變為性方面的強迫思考。在年齡方面，本研究的調查對象以 18 歲以上的患者為主，較年輕的受訪者大多表示未婚，且對性議題尚處於好奇探索階段，因此可能較容易出現性的強迫思考；反之，年齡較長的成人比較能以成熟的方式面對性議題，包括可能有穩定的親密關係，甚至已經結婚，因此較少出現性的強迫思考。

3. 在「清潔或清洗的強迫行為」上，無職業者人數的百分比顯

著高於有職業者。

　　出現「清潔或清洗之強迫行為」的患者，在洗手間進行清洗行為的時間很長，行為發生頻率也很高，因此非常容易被察覺，甚至因此延宕工作進度，間接影響同事間的社交關係和工作的穩定性。

　　其次，誠如前人的研究發現（Karnoet al., 1988；Karno &Golding, 1991），強迫症患者未充分就業（指近 5 年來至少有 6 個月沒有工作）的情形確實較普遍，這樣的情形雖非強迫症患者所獨有，其他精神疾病也有未充分就業的情形（Antony, Downie, & Swinson, 1998），但是「清潔或清洗的強迫行為」的此一嚴重干擾，更顯著地影響患者的就業意願與就業能力。

4. 教育程度越低者，越容易出現「清洗或清潔的強迫行為」。

　　「清潔或清洗的強迫行為」背後的邏輯推理通常是：「髒→觸摸→細菌感染→導致家人生病或死亡」，因此需要不斷地洗手，以排除此種因果關係的發生。教育程度越低者，因為衛教知識不足或認知錯誤，較會過度害怕或增強此種邏輯思考；反之，教育程度較高者，可能具備較充分的衛教知識，能認知人體免疫系統有一定的抵抗力，經由此途徑而遭受感染、罹患疾病的機率微乎其微，因此「清潔或清洗的強迫行為」的情形相對較低。

二、人口學變項和共病性之關係

1. 女性在「輕鬱症」和「泛焦慮症」共病人數的百分比顯著高於男性。

　　目前「男女兩性強迫症患者共病之精神疾病類別」此一主題的比較分析文獻尚付之闕如，歸納盛行率的統計發現，女性罹患輕鬱症或憂鬱症的比例，幾乎是男性的 2 至 3 倍（APA, 1994；Hagnell et al.,1982；引自林天德，《變態心理學》，1999）；在泛焦慮症上，女性患者的盛行率也幾乎是男性的 2 倍（APA, 1994；Paterson, 1996；引自杜仲傑等，2002）。由此可以合理推論，輕鬱症和泛焦慮症的女性共病人數百分比也有顯著高於男性的現象。

2. 未婚者在「精神病性疾患」的共病人數百分比顯著高於已婚者。

　　如先前研究發現：強迫症患者因為生病影響社交功能，以未婚者居多，若再增加「精神病性疾患」此一共病因素，勢必對患者的生活功能、經濟能力、社交功能造成嚴重影響，甚至需要家人的照顧，或在醫療系統接受長期治療。因此有能力結婚者少之又少。

3. 無職業者在「社交畏懼症」的共病人數百分比顯著高於有職

業者；教育程度越低者，越容易出現「社交畏懼症」此一共病
類別。

　　由前述研究發現，強迫症患者的社會性人格特質越來越弱、
社交生活品質也越來越差，如果又加上突然失去工作或長期未
能就業，則越來越少出門活動、自信心不斷降低，人際互動能
力也日益退化，逐漸演變成害怕和人相處，或不願參與社交群
聚活動，因而非常可能出現社交畏懼症的診斷；反之，也有可
能是因為強迫症合併社交畏懼症者，因為長期怕髒、怕感染，
所以經常不敢出門，當然也就無法順利就業或工作。

　　其次，若患者的教育程度越低，則人際社交能力或自信心
相對較低，的確可能較教育程度高的人更容易出現社交畏懼症
的診斷；然而，也有可能是因為患者的教育程度較低，難以就業，
長時間之下，社交能力與自我效能逐漸退化，因而共病社交畏
懼症的比率較高。

薛西佛斯
也瘋狂
強迫症的認識與治療

第 3 章　強迫症相關障礙症

有一群疾病是強迫症的親戚，稱為強迫症相關障礙症
（Obsessive Compulsive and Related Disorders），包含身
體臆形症（Body Dysmorphic Disorder）、囤積症（Hoarding
Disorder）、拔毛症（Trichotillomania, Hair Pulling Diso-
rder）以及摳皮症（Skin Picking Disorder）；此外，本
章也介紹與強迫症常共病的疾病，如妥瑞氏症（Tourette's
Disorder）、自閉症（Autism Spectrum Disorder）強迫
型人格障礙症（Obsessive Compulsive Personality Disor-
der）。

◆ 身體臆形症

身體臆形症（Body Dysmorphic Disorder, BDD）男女發生比率相當，且多在青少年期發病，是一種慢性起伏不定的疾病。1891 年由安立奎・莫斯利（Enrique Morselli）醫師首度報告，他描述病患們重複思量自己身體的缺陷，並有強迫性地照鏡子的行為。

身體臆形症的主要症狀是患者對身體某部分不滿意，重複地掩飾，或修正其特定的身體缺陷。例如：不斷地照鏡子、過度地整理或刮毛、整理頭髮等；某些病患則會尋求皮膚科或整型醫師治療。通常皮膚、毛髮、鼻子為患者最不滿意的部位，而面皰、疤痕、線條、斑點、皮膚顏色、大鼻子或變形的鼻子等，則是病患常常抱怨的項目。

身體臆形症是一種讓人挫折、費時，又難以控制的疾病，並且患者病識感不佳。一項研究顯示半數以上病患長期有覺得自己身體畸型的妄想，對旁人眼光異常敏感，老覺得他人在批判自己外表，並且常合併關係意念或妄想。此疾病對患者個人功能的影響程度因人而異，通常患者因為對某一身體部位極度不滿，而心生羞恥感、害怕被拒絕、自尊心低落，嚴重者可能導致畏縮在家、無法就業、就學，終致逃避任何社交場合，甚至自殺等。

身體臆形症必須進一步與身體型妄想症、心因性厭食症等

疾病做鑑別診斷，並常與重鬱症、社交畏懼症、物質濫用、強迫症共病。家族史中以罹患強迫症者為數最多，所以身體臆形症與強迫症是很密切相關聯的疾患。

　　身體臆形症的案例不常見，曾經有一位病患覺得自己鼻子太大，一直要求做鼻子整型手術，但是整型醫師不敢作主，因而轉介到精神科治療。其實，很多這種病患因整型不滿意，會跟整型醫師對簿公堂。另一位病患覺得自己的頭太小，希望做頭部整型，因而情緒不佳，工作也因此延宕。還有一位患者因為面皰導致臉部有小凹洞，一直都不滿意自己的臉部，每天不斷地照鏡子，因此鬱鬱寡歡、無法工作。

◆ 囤積症

　　囤積症或儲物症（Hoarding Disorder）主要的特徵是持續地無法丟掉或離開自己的所有物，不管它們的價值如何。不能丟棄的理由是這些東西還可以用，或自己對它們有強烈的情感連結。大部分囤積物包括：報紙、雜誌、舊衣服、袋子、書籍、信件等。當要丟棄這些囤積物時，患者會覺得有壓力、焦慮。囤積物也常堆滿居家環境，破壞環境整潔。甚至使得患者連睡覺、坐椅子都有困難。

　　盛行率約 2% 至 6%。老年人（55-94 歲）罹病率是年輕人

（33-44 歲）的 3 倍。囤積行為通常在 11-15 歲出現，在 20 多歲開始妨礙日常生活機能，逐漸進展到 30 多歲就出現嚴重的障礙。其病程起伏呈現慢性化，患者具有猶豫不決的個性，回顧其生命史通常在發病前有創傷壓力的事件，有一半左右的患者其家族親戚中也有囤積的行為。男女性的囤積行為相似，但是女性有較多的蒐集，特別是過度的購買行為。

雜亂無章阻礙了患者的基本生活功能。例如：進入房間、烹煮、清潔、個人衛生、睡覺等都受到影響。有些電器用品也都損壞了，但是卻很難進屋維修，因此生活品質變低，嚴重的囤積症會導致屋子著火、跌倒的危險，個人衛生低下。囤積症導致患者失業、身體不健康，高度仰賴社會補助，家人的關係變得緊張，也常與鄰居起衝突。

◆ 拔毛症

拔毛症（Trichotillomania, Hair Pulling Disorder）的大部分患者在拔毛前會焦躁不安，但拔毛後就感到解放，通常女性多於男性，這是一種慢性、病情起伏不定的疾病，不同病患的症狀差異很大。

依照美國精神醫學會《精神疾病診斷與統計手冊》第五版（DSM-5），拔毛症的診斷標準如下：

1. 不斷地拔毛髮，明顯地被他人發現有掉毛髮的現象。
2. 重複嘗試減少或停止拔毛髮。
3. 拔毛髮導致明顯壓力，造成社交、工作或其他重要領域的功能障礙。
4. 這個障礙並非其他精神疾病或一般內科疾病所致。

　　拔毛症可分成兩種亞型，第一、負面情緒合併拔毛行為；第二、無負面情緒，但在某些特定情境下，發生拔毛髮的動作，例如：一邊讀書、打電話或看電視時，一邊拔毛髮。大部分病患都同時有上述兩種亞型。

　　拔毛髮的部位以頭部最多（75%），其他包括：睫毛（53%）、眉毛（42%）、陰毛（17%）等，約 85% 的患者還有咬指甲、摳身體傷疤的習慣。拔毛髮的方式：有些人是一根根地拔，有些則是一束束地拔，拔了之後會把玩逗弄一番，甚至將毛髮吃下，然後會有所掩飾，例如：戴假髮、帽子、假睫毛等。有時可能因拔毛衛生習慣不佳，而引發毛囊炎，若有吞食毛髮的習慣，則會引發胃痛、腸阻塞等後遺症，患者常因此感到羞恥，低自尊，有半數病患其工作與居家生活會受到影響。

　　拔毛症的一般年盛行率是 1% 至 2%，大多於兒童或青少年時期發病，平均發病年齡是 13 歲，某些報告也顯示早發型拔毛症不會延續至成年，青少年與成年人的拔毛症患者，則以女性居多，與男性的罹病比約 10:1。

　　拔毛症與其他精神疾病有很高的共病性，最常見的共病疾病是憂鬱症與焦慮症，若同時有妥瑞氏症與強迫症，則罹患拔毛症的機率很高，有些拔毛症與身體臆形症合併發生；女性患者常見的病程模式是月經來之前，病情惡化，但是月經結束之後就會減輕，而且常同時患有憂鬱症。

◆ 摳皮症

　　摳皮症（Skin Picking Disorder）患者會重複地摳皮膚。最常摳的患處是臉、手臂、手，可能摳正常的皮膚，或稍為不平整、結痂的皮膚等。通常是用手指甲去摳皮膚，也會有其他方式例如：擦揉、擠壓或咬等。摳皮症可以因為焦慮或無聊而引發。摳皮前會感到一股無法忍受的壓力，一旦摳皮之後，會感到放鬆、滿足、愉悅。上述摳皮行為常導致社交、職業、生活功能的障礙。

　　終生盛行率1.4%，女性居多。摳皮症通常發病於青少年期，常常因為臉上的青春痘導致摳皮行為。其病程呈現慢性起伏，時好時壞。

◆　強迫症常共病的障礙症

一、妥瑞氏症

　　妥瑞氏症（Tourette's Disorder）與強迫症有很強的共病性，例如：兩種疾病都是在青少年時期發病，病程都呈慢性化，有家族遺傳，有不自主的強迫行為，主題多以暴力與性為主，在壓力與焦慮狀態下容易惡化，病灶都在基底核處。

　　據統計顯示，強迫症患者有 50% 以上有身體抽動（tic）症狀，而妥瑞氏症患者則有 15% 左右的比例會出現強迫症狀。Rasario-Campos 等人（2001）研究顯示，早發型的成年強迫症（10 歲以前發病）有 48% 出現抽搐或妥瑞氏症，而晚發型的成年強迫症則只佔 10%。最近很多專家認為強迫症與妥瑞氏症有關聯，經由家族研究顯示，強迫症或許是妥瑞氏症的另一種變異的表現。

　　妥瑞氏症的病因仍然未知，但其相關的神經傳導路徑與強迫症相似，包括基底核、額葉，相關的神經傳導物質，包括血清素、多巴胺等。評估兒童的妥瑞氏症時，尚需考慮是否合併強迫症、過動症、學習障礙、焦慮或侵略性情緒失調症等問題，輕微的患者只需觀察、衛教、適當引導即可，中重度患者則必須進行藥物治療，另外也可以進行肌肉放鬆訓練、減壓訓練等。

二、自閉症類群障礙症

自閉症類群障礙症（Autism Spectrum Disorder, ASD）昔稱自閉症（autism），常與憂鬱症、焦慮症、強迫症等共病，但是自閉症的限制性重複行為（Restrictive Repetitive Behavior, RRB），其臨床表現跟強迫症行為相似，很容易混淆，有必要小心區分。

RRB 的行為包括：重複排列或旋轉物體、關閉和打開抽屜和門、過度關注狹窄範圍的主題或興趣、僵化行為、刻板動作等，容易被誤認為強迫行為。其實 RRB 會讓自閉症患者保持相同性，減少、增加或調節刺激，提供愉悅感，傳達願望或需要，而強迫症的重複行為是為了減少或避免焦慮情緒。RRB 會讓患者愉悅或舒緩的，而強迫行為通常是侵入性的想法，不需要且讓人焦慮、不舒服的。

三、強迫型人格障礙症

除了上述與強迫症相關的疾患之外，一般人容易將強迫型人格障礙症（Obsessive Compulsive Personality Disorder, OCPD）與強迫症混淆。其實二者沒有絕對因果關係。

強迫型人格障礙症是一種持續的行為及思想模式，患者專注於秩序、完美主義，亦會在精神上和人際關係中不斷作出控制，犧牲了靈活性、開放性和效率。這種模式在人們的成年早期開始發展，並有可能出現在不同的環境中，他們服膺團體紀

律，就像機構中的小螺絲釘般，數十年如一日，這種個性的人較傾向完美主義，專注於細節、規則、秩序和組織，很負責，自我要求高，對別人也如此。別人覺得他是無趣的工作狂，除了工作之外，沒有任何生活情趣。

　　另一個特徵是他們在道德、倫理或價值觀方面僵化欠缺靈活性，因為高度道德標準與僵化的原則，使得患者常無法適應現今多元的社會，若環境改變，患者會承受不了，因而容易有焦慮、憂鬱的情緒反應。

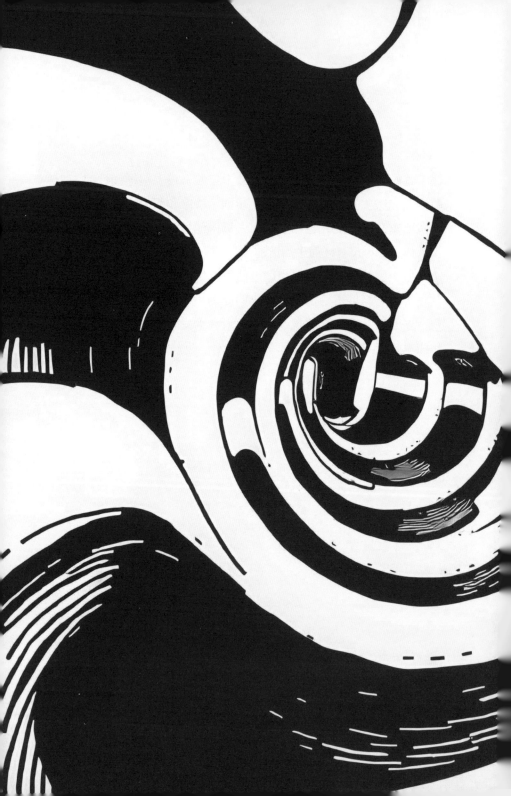

PART 2

為什麼會得到
強迫症

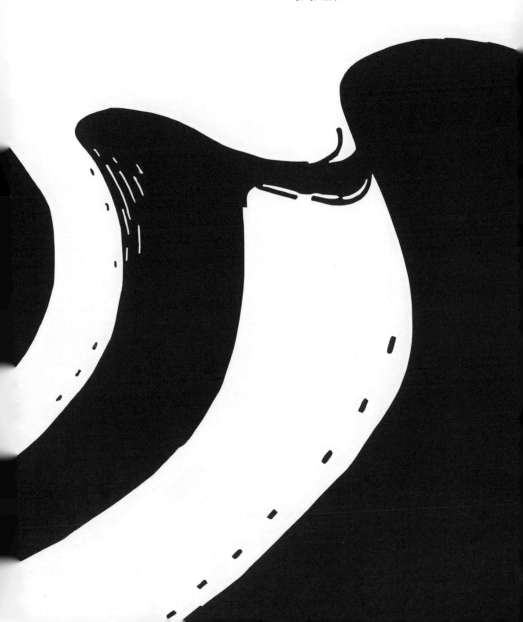

薛西佛斯
也瘋狂
強迫症的認識與治療

第 4 章　生物模式的看法

　　強迫症的真正病因其實仍有待更多的研究加以釐清。有人認為強迫症源於教養失當與不愉快的童年，其實這些都是不正確的觀念，教養差的小孩未必會罹患強迫症，教養好的小孩也未必不會罹患此病症。另外，強迫症並非壞行為的結果，也不是個性上的缺陷或缺乏控制力所致。

　　有很多可能的因素會引發強迫症，例如：腦中神經傳導物質失衡、大腦結構異常、基因遺傳、壓力等。依據近代醫學研究的證據，顯示大腦結構異常、腦中神經傳導物質失衡、基因遺傳等因素才是強迫症的致病關鍵。

◆ 神經傳導物質的不平衡

一、血清素的濃度太低

　　神經傳導物質是神經細胞彼此相互聯絡的化學物質。神經元之間相互聯繫的部位有著小間隙，稱為突觸（synapse），當上游神經元被激發後，產生一連串細胞膜電位的變化，使這個神經元負責傳出訊息的末稍：「軸突」釋放出神經傳導物質。神經傳導物質在突觸間以擴散的方式，到達下游神經元負責接受訊息的末稍：「樹突」，並在細胞膜上特定的受體發生作用，引發下游神經元膜電位的變化。當訊息以神經傳導物質的形式越過突觸，作用在下游神經元的受體之後，而多餘的神經傳導物質不是被「再回收」，就是被分解成不具活性的物質。強迫症的發生可能是血清素（Serotonin; 5-hydroxytryptamine; 5-HT）的過早再回收，以致神經間隙的血清素濃度降低，因而干擾神經元間正常的訊息傳遞。另一個說法是神經突觸前的血清素載體（SERT,serotonin transporter）的可用數量降低，以致神經突觸後的 5HT2A 受體的可用數量增加，因而減少血清素在神經間隙的濃度。

二、多巴胺過度活化

　　多巴胺的作用包括做決定、籌賞相關的學習、有意圖的行為等。跟多巴胺有關的動物實驗顯示使用安非他命的動物，其

腦部的多巴胺增加，導致出現類似強迫症的重複行為。Denys,
Zohar 等人（2004）主張：強迫症可能與中腦的多巴胺濃度
提高有關，因為它可以增加大腦皮質紋狀體（corticotriatal
activity）與杏仁核的活性。因為血清素濃度變低，導致多巴胺
過度活化，讓強迫症變嚴重。

三、麩（谷）胺酸的濃度太高

　　麩（谷）胺酸（Glutamate）是 GABA 的先趨物質，是一
種刺激性的傳導物質，廣泛存在中樞神經系統內，也是一種重
要的氨基酸。它的濃度太高會惡化強迫症。

◆ 腦中神經迴路的錯亂

　　腦部每天有很多的訊息出入，會依照重要性安排訊息的先後
反應順序。腦部接收、過濾、選擇訊息，甚至做出反應的部位，
主要是基底核（basal ganglia）或尾核（caudate nucleus）、
丘腦（thalamus）、眼額葉（orbitofrontal cortex）等區域，
意識層次常無法察覺到這些部位的運作。強迫症患者顯然是此一
神經迴路有異常，以致產生很多強迫性的行為。

　　基底核位在腦部深處，主要功能是調節感覺與思考，以及
調整一個行為轉換成另一個行為；即執行「自動」行為、「常規」

行為，與「預備」、「檢查」行為等功能。尤其是尾核有如「訊息過濾器」，負責資訊的重整，並且讓需要回應的訊息放行，繼續傳遞。丘腦接收尾核傳來的訊息，並且將它們傳到額葉，讓額葉有所回應。額葉與眼回（orbital gyrus）主要是負責計畫、整合、控制與調和「正確」的行為。額葉過度活化會導致過度的、小心翼翼又固執的行為。

正常的腦部過濾絕大部分的訊息，僅讓少部分的訊息通過這個閘門，所以一般人會注意重要訊息而忽略其他瑣事。就像關門這個動作，對一般人而言是很平常簡單的，關門之後就不會再回想關門這件事。但是對強迫症患者而言，卻是一件艱難的任務。

強迫症患者的尾核接收過多害怕與危險的訊息，並未有效阻隔這些訊息，以致讓它們上傳到丘腦。就像止洩閥壞掉般，讓小漏水逐漸演變成瀑布效應。丘腦將接收到的訊息再傳給額葉，額葉於是忙於應付危險情境，對接收到的每個訊息都過度反應，而向腦部負責行動的部分發出命令，影響周邊器官，例如：手足、心血管系統，使個體產生焦慮、害怕、懷疑、小心翼翼、檢查與重複等立即的保護行為。因為沒有驗證害怕的訊息，所以患者感覺焦躁不安與事情尚未完成，必須做很多重複行為以抵銷這些焦慮的訊息，例如：清洗、檢查等。等到腦部出現「OK」的訊息後才會停止這些重複行為。

以先進儀器正子放射斷層攝影（PET scan）檢查腦部，發

現強迫症患者的基底核、尾核、眼額前葉的葡萄糖代謝率比正常人高。葡萄糖代謝率代表腦部處理訊息的活性。若患者接受藥物或行為治療，其基底核或眼額前葉的葡萄糖代謝率可以有效降低。

◆ 基因與家族遺傳

　　雖然近年來有很多基因的相關研究，但是強迫症的原因至今依舊成謎。經由家族研究與雙胞胎研究，顯示強迫症與家族遺傳有某種程度的相關。尤其是早發型（童年發病）的強迫症患者，其家族遺傳性高於成年期發病者。

一、家族研究

　　雖然早在 60 年前就已經有與強迫症相關的家族研究，但是至今結論仍然分歧。家族因素是形成強迫症必要條件，但非充分條件，因為家族遺傳不是只有基因決定而已，並且與社會文化因素相關。環境因素對於疾病的表現（phenotypic development）有很大的影響力，尤其是這個環境是家族每個人都可以分享的。

　　家族研究是找出家族中得病的指標人物（index cases），將這些罹病親屬與對照組或一般民眾的疾病盛行率做比較分析。

大型家族研究顯示強迫症的家族遺傳性，以童年發病的強迫症居多，多於成年發病的強迫症。2005 年 Rosaria-Campos，Hannna 等人做相關童年強迫症的家族研究，結果顯示其一等血親有 23% 罹患強迫症。

二、雙胞胎研究

雙胞胎研究提供了某些證據，證實基因與強迫症的關聯性。雙胞胎疾病表現型的相似度是以兩個體同樣發病的機率（concordance rate）來表示。其中比較同卵雙胞胎與異卵雙胞胎同樣發病的機率大小，以決定此疾病是否與基因相關。1981 年 Garey 與 Gottesman 的研究則顯示同卵雙胞胎同樣發病的機率為 87%，異卵雙胞胎則為 47%。1986 年 Rasmussen 與 Tsuang 的研究顯示同卵雙胞胎同樣發病的機率為 63%。

2005 年 Van Grootheest 等人的研究顯示雙胞胎的遺傳性成年發病者為 27%-57%，童年發病者為 45%-65%。

◆ 鏈球菌感染

PANDAS（Pediatric Autoimmune Neuropsychiatric Disorders Associated with Streptococcal Infections）是跟鏈球菌感染相關的兒童自體神經性精神疾病，美國國家心理研

究院的拉波特‧史維多（Rapoport Swedo）醫師，發現某些小孩在感染鏈球菌之後，容易很快地引發對鏈球菌的免疫反應，以致突然出現強迫症狀。身體產生的抗體除了對抗鏈球菌之外，也攻擊心臟與關節，以致發生風濕性心臟病與關節炎，也會攻擊基底核，而出現強迫症、抽動症、舞蹈症等症狀。

有關 PANDAS 的強迫症症狀如下：

☐　突然戲劇性地出現強迫症狀。

☐　三歲至青少年期容易出現。

☐　症狀起伏不定，跟壓力無關。

☐　有慢性重複鏈球菌或耳朵感染。

☐　鏈球菌或耳朵感染後，強迫症狀就惡化的現象重複出現。

☐　在鏈球菌感染治癒之後，突然症狀緩解。

☐　合併情緒與行為的變化，例如：憂鬱、焦躁、過動、睡眠障礙與分離焦慮。

☐　抽動與節律的動作。

☐　喉嚨培養出鏈球菌（group A β-hemolytic streptococcus），或血中有高濃度的抗鏈球菌抗體。

假如小孩罹患 PANDAS，不必使用其他強迫症藥物治療，只要給予適當的抗生素治療，就可以治癒強迫症狀。

第 5 章　行為理論的看法

行為學派的基本看法是「行為來自學習」，例如：有天不小心被一位長鬍子的陌生人嚇到，日後只要看到留鬍子的人就覺得餘悸猶存，這就是「古典制約」（classical conditioning）；小孩子發現生病不但可以免除上學的恐懼，更可以得到父母師長的關心，於是這些益處更增強此種逃避行為，這就是「操作制約」（operational conditioning）；小孩子看見父母抽菸、嚼檳榔，也會開始有樣學樣，嘗試模仿甚至成為一種習慣，這就是社會學習理論的「觀察學習」（observational learning）。

行為理論的三大理論基礎是古典制約、操作制約，以及社會學習理論。因此，行為學派總認為情緒困擾、不良行為或焦慮症狀都是學習而來。以下就針對強迫症，加以說明形成的機制。

◆ 莫羅的二階段論

行為理論學者莫羅（Mowrer, 1960）以「二因子模式」
（two-factor model）來解釋焦慮性疾患形成的兩個階段
（Davidson & Neale, 2000; Jenike, 1998）。第一階段是個體
經由古典制約，學會對某種刺激心生恐懼；在第二階段，個體
則是透過操作制約來降低「刺激」所帶來的焦慮，於是增強了
這些「特定行為」。以強迫症的成因為例：原本中性的刺激物
（如浴室、刀子）或想法（神明的影像、數字 13 或 4），一開
始經常和引發焦慮的刺激（細菌感染、生病、攻擊、不幸的災
難）配對出現，因而也逐漸引發「恐懼」的感覺（古典制約），
於是個案透過逃避或執行特定行為（如清洗、檢查），得以降
低焦慮不安的感覺。因此，日後一旦遭遇類似情境，便不斷重
複逃避或特定行為，也就增強了這個特定思考或行為（操作制
約）。

以「過度怕髒，所以只要一摸到門把，就一直重複洗手」
為例，說明強迫症發展的二階段歷程（圖 5-1）。第一階段，個
體經由「古典制約」學會對某一刺激心生焦慮。在「制約前」，
個體心中已存有「細菌感染導致生病或死亡」的想法，而當「摸
到門把」這個原本屬於中性的刺激，與「細菌感染導致生病或
死亡」經常配對出現時，個體在「制約中」這個階段，會逐漸
將兩者連結，在「制約後」，個體只要一想到自己摸到門把，

第一階段：古典制約

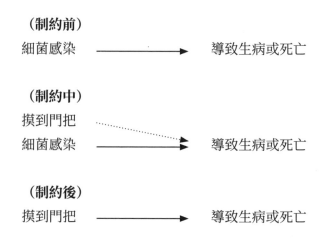

（制約前）

細菌感染　───────▶　導致生病或死亡

（制約中）

摸到門把

細菌感染　───────▶　導致生病或死亡

（制約後）

摸到門把　───────▶　導致生病或死亡

第二階段：操作制約

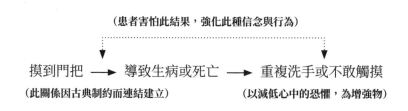

（患者害怕此結果，強化此種信念與行為）

摸到門把 ─▶ 導致生病或死亡 ─▶ 重複洗手或不敢觸摸

（此關係因古典制約而連結建立）　　　（以減低心中的恐懼，為增強物）

圖 5-1 強迫症形成的二個階段

就會自動連結至生病或死亡，陷入非常焦慮的情緒中。進入第二階段「操作制約」時，個案主動做出一些行為，以消弭焦慮或不好的後果，包括「重複清洗的儀式」或「逃避觸摸門把」（叫別人開門、戴手套、甚至離開）。執行這些行為的確可以使個體暫時解除焦慮，因而強化重複清洗或逃避觸摸的行為，於是強迫行為與強迫思考不斷地被增強。

由上述例子可知，行為理論學者認為焦慮乃源於強迫思考，而執行強迫行為是為了暫時解除焦慮。重複出現強迫性思考、影像與衝動時，為患者帶來極大的焦慮與壓力，為了盡速消弭這些強迫性思考，只好重複執行某些儀式性的行為。果然一如預期地，一旦執行強迫行為後，輕鬆的感覺倏忽而至，暫時解除壓力（圖 5-2）。常見的例子，如：「怕髒而重複洗手、洗澡、出門戴手套、經常換衣服、家中擦拭得一塵不染等」、「怕危險，於是重複檢查瓦斯、門窗、水龍頭、鑰匙等」、「害怕重要物品遺失，就囤積物品、不敢丟垃圾或不斷檢查垃圾等」、「害怕感染愛滋病或其他病變，就不斷抽血檢查，不和別人接觸，以避免唾液飛沫傳染」、「擔心忘了別人講過的重要內容，就不斷詢問重複的話題」。

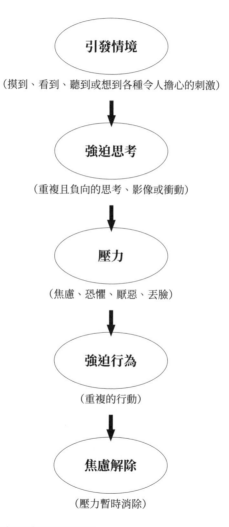

圖 5-2 強迫思考與強迫行為的關係

對許多強迫症患者而言，這些強迫思考非常明顯、容易覺察，患者們知道這些念頭或行為是多餘、不需要的，但又無法自我控制，只好不斷地配合腦中的念頭執行強迫行為，以暫時解除焦慮，但強迫思考與強迫行為的連結卻也因此越來越牢固，帶給患者極大的困擾，最後甚至癱瘓患者的生活、學業與職業功能。

◆ 班都拉的模仿論

班都拉（Bandura）所創立的模仿論（modeling），也就是社會學習理論，簡言之，認為「所有行為皆可經由觀察與模仿學習而來」，行為者透過觀察「示範者」（models）的行為及後果，間接學會許多生活與社交技巧。

若以此觀點解釋強迫症的成因，則是指兒童在成長過程中，透過父母、家庭系統的示範，習得強迫性的想法與行為，例如：父母是完美主義者，非常拘泥小節、有潔癖、家中擺設過度固著、喜歡蒐集或囤積東西、老是仔細重複檢查東西等等，孩子在耳濡目染之下，習得這些想法與行為，加上父母的價值觀也支持這樣的方式，更加增強孩子的行為，甚至日益演變為強迫思考與強迫行為。例如：「有位過度怕髒的患者，回想小學時放學回家，媽媽就在打掃家裡、擦洗地板，並要求患者立即更

衣、洗手或洗澡。因為母親認為剛從學校回來，一定全身都是
細菌，要趕快換洗衣服、洗澡，避免將細菌帶回家中。甚至於
睡衣只能在臥室裡穿著，不可以穿到客廳或其他房間，因為其
他房間細菌量較多，屆時穿著睡衣躺在床上，就會把床也弄髒
了，因此務必要分開。後來患者也慢慢養成愛乾淨的習慣，並
逐漸演變成過度怕髒、過度愛乾淨的習慣，總覺得這樣做是對
的。後來上大學才發現自己和別人不太一樣，因為過度怕髒，
不敢自由自在地和同學一起玩，更不可能去同學家玩，過著非
常孤單的大學生活……」

　　根據班都拉的理論，觀察學習包括四個過程，分別是注
意歷程（attentional processes）、保留歷程（retention
processes）、動作複製歷程（motor reproduction proce-
sses）以及動機歷程（motivational processes）。現以上述
案例為例，分別加以說明：

一、注意歷程（attentional processes）

　　個體一定要注意示範者的行為，否則模仿學習就無從產生。
影響的歷程包括：

1. 示範者的特性：

對觀察者越具影響力的人物或刺激，越易受觀察者注意。
父母對兒童而言，永遠是最具影響力的人，父母的管教態度、

生活習慣、言行舉止，都可能引起兒童的注意；其次如師長親戚、大眾媒體、偶像等，也都是可能引起注意的對象。

2. 示範行為的特性：

如果父母清潔居家環境的方式、次數、順序皆非常清楚明確，便較容易引起兒童注意。有時，媒體也會在不知不覺中推波助瀾，增強患者的強迫行為，例如：2003 年四月 SARS 流行期間，媒體不斷呼籲大眾務必要勤洗手，以免感染病菌，對於具有強迫症潛在特質的人而言，更將之視為保命之道而拚命清洗，甚至有患者洗到雙手流血、潰瘍。另外，清潔用品的廣告為了突顯商品的殺菌力，以駭人聽聞的多媒體影像與統計數據，誇大描述居家環境周遭充斥著細菌，因此一定要「常常」使用該產品，否則將導致全家生病，如此聳動、假科學式的報導，實令人膽戰心驚，想偷懶不打掃也不行！

3. 觀察者的特質：

有些人很容易受他人或媒體影響，而產生注意與學習；有些人則會加以分析或是相信自己的經驗判斷，未必全盤接受這些訊息。或許這可以解釋，為何同樣都有父母過度愛乾淨的生長環境，有些孩子仍然朝一般性發展，並未出現類似的過度清潔行為。

二、保留歷程（retention processes）

觀察者必須記住示範者的行為，才有可能日後加以複製。記憶的方式可能是「心像編碼」，如：擦地板時就想起媽媽擦洗的畫面；也可能是「語文編碼」，例如：自己邊擦桌子邊默唸著擦洗的步驟。

三、動作複製歷程（motor reproduction processes）

日後遇到類似情境或刺激時，患者也會表現出類似示範者的行為，但初始行為不一定會完全一樣，故又分作「立即模仿」與「延宕模仿」。

媽媽剛擦完桌子後，馬上要求小孩也做一遍，此為立即模仿；如果爾後輪到孩子自己當學校值日生時，也像媽媽一樣重複清洗，此稱為延宕模仿。

四、動機歷程（motivational processes）

如果個體重複清洗的行為，受到母親、師長的肯定與增強，則日後表現出此種行為模式的可能性就越高；反之，如果此行為被懲罰或削弱，則日後表現出此種行為模式的可能性就會降低。

◆ 行為治療的原理

行為學治療的主要原理就是透過焦慮減除程序（anxiety-reducing procedures），一種反制約的方式，來中斷這些儀式或行為，以削弱此增強模式。常見的焦慮減除技術，整理如表 5-1 所示，其中縱軸代表焦慮刺激呈現的方式為「想像的」（imaginary）與「真實的」（in vivo）情境；橫軸代表呈現的焦慮等級是「漸進的」與「最高焦慮」。

目前以「漸進式真實暴露法」（graded in vivo exposure）最為有效，係一種在真實情境中進行的「暴露不反應法」（exposure and response prevention, ERP），而且是採取焦慮階層的漸進式進行。倘若患者真的非常焦慮，也可以考慮先採用「漸進式想像暴露法」（graded in imaging exposure），甚至是增加放鬆訓技巧的「系統減敏感法」（systematic desensitization），一般而言並不建議採用「內爆法」（implosive）或「洪水法」（flooding），因為直接從最高焦慮等級的情境進行暴露練習，容易免讓患者更加恐懼，甚至帶來二度傷害。

以下介紹如何進行漸進式真實暴露法，亦即「暴露不反應法」與「擬定焦慮階層」，以循序漸進地進行各種焦慮情境的暴露練習：

表 5-1 常見的焦慮減除技術

		焦慮等級	
刺激呈現		漸進的（graded）	最高焦慮（high anxiety）
	想像的（imaginary）	系統減敏感法（systematic desensitization）	內爆法（implosive）
	真實的（in vivo）	進近式真實暴露法（graded in vivo exposure）	洪水法（flooding）

一、暴露不反應法

　　根據學習理論可知，強迫思考會讓強迫症患者瞬間帶來高焦慮，因此不得不迅速執行逃避或強迫行為，以即時減緩強迫思考所帶來的焦慮和痛苦，久而久之強迫行為就不斷地增強，而養成一定得執行強迫行為的壞習慣。如圖 5-3 所示，橫軸代表暴露的時間（分鐘），縱軸代表焦慮分數（0 至 100）。

　　當患者覺得手觸碰到電梯按鈕時，強迫思考被引發：擔心弄髒身體，甚至其他物品。將出現如 A 曲線左半部，在短時間內，焦慮分數就上升到頂點，患者當下覺得非常痛苦與不舒服，有時幾近於恐慌的程度；因此，患者反射動作會立即採取逃避或強迫行為（如不再碰任何物品或趕快重複洗手），來讓高焦慮可以斷崖式的迅速下降（如 A 曲線右半部 20 分或 10 倍的位置），以緩解強迫思考所帶來的痛苦和不適。

　　然而，這是「短期有效、長期有害」的一種負增強的行為模式，爾後只要出現類似的引發情境，就必須採取逃避或強迫行為，逐漸形成一種強迫症的惡循環，如 B、C、D 曲線，亦即強迫行為變嚴重、慢性化了。

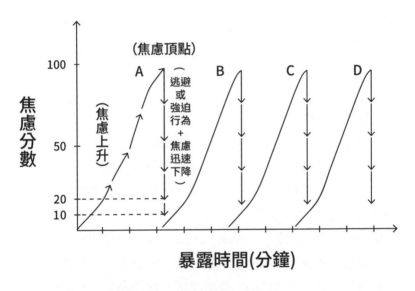

圖 5-3 強迫症採取逃避或強迫行為的惡循環圖

　　現在，我們用「不反應」此種較為適當的行為，來取代逃避或強迫行為，透過讓大腦慢慢習慣化或適應這些不舒服，因而減輕身體對焦慮的敏感程度（或稱脫敏感），避免不斷進入

圖 5-3 的惡循環中。

　　所謂「暴露不反應法」（exposure and response prevention, ERP），亦即引導患者故意暴露在令自身焦慮的情境下，但不要有任何強迫行為的反應。例如：「怕髒：練習碰觸油污（暴露），然後不准洗手（不反應）」；「怕遺失重要物品：直接把垃圾丟掉（暴露），然後不准檢查垃圾（不反應）」；「怕遺失重要電子檔案：直接出門（暴露），不准做備份（不反應）」。

　　如圖 5-4 所示，橫軸代表暴露的時間（分鐘），縱軸代表焦慮分數（0 至 100）。同上例，當患者覺得手觸碰到電梯按鈕，強迫思考被引發：擔心弄髒身體，甚至其他物品。將出現如 A 曲線左半部，短時間內，焦慮分數迅速上升到頂點，患者當下覺得非常痛苦與不舒服，但此時的關鍵是：不讓患者去採取逃避或強迫行為（仍要正常觸碰物品或不去重複洗手），雖然焦慮分數無法如圖 5-3 的斷崖式下降，但是身體會慢慢適應與習慣化這個不舒服，因而使焦慮分數逐漸下降，這是「短期痛苦、長期有效」的一種新行為習慣。

　　第一次暴露不反應練習，通常焦慮下降的時間會比較長一點（如 A 曲線），然而第二次、第三次重複練習後，即可得到 B、C 曲線，亦即焦慮分數的最高點（曲線頂點），愈來愈降低，而且焦慮下降到最低分數的時間（曲線寬度），也不斷的縮短。表示患者已經可以成功中斷強迫行為的惡循環，減低強迫行為的嚴重度了。

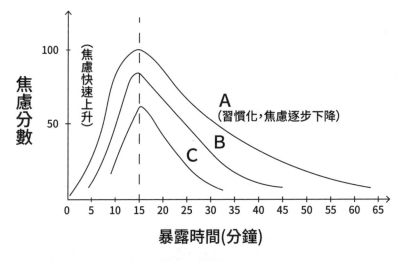

圖 5-4 暴露不反應法焦慮分數變化曲線圖

　　暴露於焦慮來源情境中，卻不能反應會令人相當焦慮，通常一般人誤解焦慮會一直持續下去，且惡化到令人無法接受的程度。相反地，患者接受治療後將習得兩件寶貴的事實。第一，焦慮並不會上升至令人無法忍受的地步，而且通常減退得比預期還快。有時，焦慮程度在 15 分鐘之內就開始降低；通常是 30 分鐘到 1 小時就可以降低到可忍受的程度。第二項事實則是，在體驗 2 至 3 次的暴露不反應之後，焦慮感會逐次減輕。

二、擬定焦慮階層

　　強迫症的行為治療，通常是以「漸進式真實暴露法」（graded in vivo exposure）的程序進行，亦即讓患者循序漸進地面對各種「真實」的焦慮情境，然而不可以執行強迫行為。當患者可以成功地面對較輕微的焦慮情境時，再逐一提升情境的焦慮度進行練習，直至患者可以面對大部分的焦慮情境，且不再執行強迫行為為止。因此，針對每個患者強迫行為的種類，依序列出各種焦慮情境的階層（anxiety hierarchy）是非常重要的步驟。

　　例如處理「過度怕髒，而不斷重複清洗或逃避接觸」的案例時，治療師必須和患者討論，以找出各種引發強迫思考與強迫行為的焦慮情境，從 0 分到 100 分，分別為每個引發情境評定「焦慮分數」（Subject Unites of Discomfort Scale, SUDs），其中「0」分代表完全平靜、沒有任何不適，而最高分為「100」分表示沮喪焦慮到極點，最後再依據焦慮分數由低至高，排定日後的治療順序。如下頁表 5-2 所列：

三、結語：

　　行為治療就是治療師引導患者找出引發強迫行為的焦慮情境，並依焦慮分數排列成焦慮階層表，逐一面對每個焦慮情境而不執行強迫行為，讓患者體驗自身所害怕的可怕後果並不會

表 5-2 焦慮階層表

引發強迫行為的焦慮情境	焦慮分數（0-100）	治療順序
坐在治療師診間的地板上	30	1
坐在候診室的椅子	40	2
摸到辦公室或等待區的門把	50	3
摸到大廳的地板	55	4
坐在購物商場的長椅	60	5
摸到垃圾桶的邊緣	70	6
去搭計程車	80	7
和陌生人握手	90	8
去人擠人的公共場所	95	9
去使用公園的公共廁所	100	10

發生，因而削弱強迫思考與強迫行為的連結強度，大幅減少強迫行為的強度或頻率，帶來生活與工作上的輕鬆便利，間接地也改善了焦慮的情緒。行為治療一般的策略有下列步驟：「觀察自己的強迫行為與引發情境」、「評量每個引發情境的焦慮分數」、「依序排出焦慮情境階層表」、「選擇焦慮最低階層情境進行暴露不反應法練習」、「逐步提升焦慮階層」、「配合認知治療與家庭治療，以強化暴露不反應法的練習效果」。第9章「如何實施行為治療」，將詳細說明每個步驟的執行細節。

第 6 章　認知理論的看法

認知學派認為強迫症的認知思考就是一種內在的強迫歷程，會增強行為的強度或型態，因而不斷地困擾自己的行為與情緒。個體必須改變這些不合理的信念或想法（如強迫思考），才能改善行為的困擾程度（強迫行為）與帶來情緒上的適應（焦慮減除）。最常見的認知理論，就是艾里斯（Ellis）的「理情行為治療」（rational-emotive behavior therapy, REBT）與貝克（Beck）的「認知治療」（cognitive therapy, CT）。分別簡述如下：

◆ 艾里斯的 ABC 理論

一、ABC 理論

　　理情行為治療認為強迫思考主要來自於非理性的信念，包括過多的應該、必須、一定（例如：我必須確定門窗一定是關閉無誤的），因而導致不斷重複的行為（不斷重複檢查門窗），以合乎自己的信念系統（每件事情都在我的控制之中）。

　　理情行為治療的主要概念是：真正導致情緒與行為困擾 C（emotional and behavior consequence）的原因，不是刺激事件 A（activating event），而是個人如何看待事件 A 的信念系統 B（belief），故亦稱為 ABC 理論。

　　如圖 6-1 所示，A 代表「如果看到或想到門窗可能沒有關好」，B 代表「我覺得那是一件非常嚴重的事情，因為我可能會著涼感冒、小偷入侵、冷氣外洩，所以絕不允許這樣的疏忽發生」，C 代表「因為 B 的想法，因而整個人非常焦躁不安、害怕擔心，甚至脾氣暴躁（情緒結果），最後只好趕緊重複檢查門窗，以確定門窗關緊無誤（行為結果）」，這時才維持自己行為與認知上的一致性，因而暫時緩解焦慮與不安。

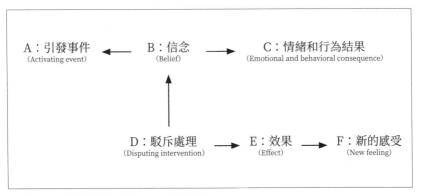

圖 6-1 理情行為治療的 ABC 概念圖

資料來自 *Theory and practice of counseling and psychology*（4th ed.）（p. 331），by G. Corey, 1991, CF: Brooks/Cole.

艾里斯將這些不合理的想法稱為：「非理性信念」（irrational belief），非理性信念是一些含有「應該」、「必須」、「一定」的嚴謹要求，主要源於家庭教誨或社會規範的制約，並經由自我暗示與自我覆誦，漸漸成為個人的信念系統，人常常受到這些謬誤、迷信、無意義的觀念所影響，而導致情緒上的困擾與不適應行為。艾里斯曾列舉 11 項非理性的想法：

1. 每個人都必須得到周遭他人的喜歡和稱讚。
2. 一個人應該在各方面都有能力、才華和成就時，才有價值。
3. 有些人是邪惡敗壞的，所以應該受指責與懲罰。

4. 事情不如意是很糟糕的。

5. 面對外在的壓力與問題，我一定無法處理克服。

6. 對於不一定會發生的危險或事件，我們應該不斷給予注意與擔心。

7. 逃避困難和責任遠比面對困難與責任要容易得多。

8. 人應該找一個更強而有力的人依賴。

9. 個人現在的行為深受過去事件與經驗的影響，而且永遠無法改變。

10. 人應該為別人的難題與困擾，而緊張煩惱。

11. 每一個問題都有正確而完美的解決方法，找不到這種方法將是非常糟糕的事。

二、強迫症獨特的非理性信念

筆者參考艾里斯的非理性想法之概念，提出「怕髒、怕犯錯、怕危險」的強迫症患者，經常出現的 11 項非理性信念：

1. 我必須重複做每件事情，直到它完全正確無誤為止。

2. 我應該重複問話，以確定聽懂別人（醫生）說過的每一句話。

3. 我心中絕對不可以出現任何一點不好的念頭或欲望。

4. 當心中有不好的想法，就代表它一定會發生。

5. 我必須不斷地洗手，才能確定手是乾淨的。

6. 我必須能確定生活中的每件事都在自己的掌握之中。

7. 我一定要去檢查垃圾桶，才能確定我沒有丟掉重要的東西。

8. 假如我觸摸髒東西，一定會生病，甚至死掉。

9. 我必須不斷去檢查門窗，才能確定門窗是關緊的。

10. 我必須正確無誤地清楚知道家中每件物品的擺放位置。

11. 我一定要洗澡兩個小時以上，才能確保身體是洗乾淨了。

◆ 貝克的認知理論

一、認知理論

　　貝克等人（1979）認為：認知決定我們如何感受與表現，因此情緒困擾來自個體的認知扭曲（cognitive distortions），是一種錯誤的歸因假定，也是個體內在不合理的自動化認知歷程，所以又稱為「負向的自動化思考」（negative automatic thoughts），常見的類型包括下列 6 種（Corey, 1991），筆者嘗試用強迫症的思考方式，加以舉例說明：

1. 武斷的推論（arbitrary inference）：沒有充足的證據便驟然下負向結論。例如：我從垃圾桶旁邊走過，沒有任何證據，只因為很靠近，我就覺得自己的褲管一定有碰到垃圾桶，已經髒掉了。

2. 選擇性摘要（select abstration）：針對事件中的單一細

節而非全部內容下結論。例如：我的褲管一角碰到垃圾桶邊緣，我就覺得整件褲子也都髒了，所以整件都要去清洗才可以。

3. 過度類化（overgeneralization）：將負向信念推論至不適當的環境或事件中。例如：如果我的褲管碰到垃圾桶，那我也會間接把身體、身上物品，甚至車子座椅，一併都給弄髒了。

4. 擴大與誇張（magnification and exaggeration）：過度強調負面事件的嚴重性。例如：一旦我的褲管碰到垃圾桶，我的身上也都會沾滿細菌病毒，最後我一定會感染生病，甚至得重病死掉。

5. 個人化（personalization）：將負向事件毫無理由地與自己作連結。例如：我的家人生病，一定是我從外面回來，沒有把身上衣物、雙手清潔消毒乾淨所導致的，這一切都是我的錯。

6. 極端化思考（polarized thinking）：思考或解釋事情時，採用全有全無的二分化法。例如：一旦要清洗我的褲管、包包、車子座椅，那就一定要重複清洗 6 遍並用酒精消毒，否則就等於沒有清洗乾淨、還是髒的，無法穿戴使用。

二、強迫症獨特的認知特質

因此，自動化思考比理情行為治療中的非理性信念更廣泛、

更具一般性，而且是附屬於特定人格特質的個案（Steketee &
Pigott, 1999）。例如：「我是一個危險的人，隨時可能失控」、
「我沒有能力處理任何問題」、「假如別人知道我的想法，他
們一定會拒絕我」等。這些自動化思考可能衍生出相關的強迫
思考，例如：「我如果不再三檢查爐子，房子可能會燒起來」、
「假如我不再次洗手，有可能因此生病」、「我經常出現性或
攻擊的想法，深覺罪惡，可是我越不想它就越常出現」。筆者
參考 Hyman 與 Pedrick（1999）對強迫症不合理信念的看法，
將強迫症常見的認知扭曲歸納為下列 14 種：

1. 過度高估事情的危險性與傷害性

　　高估事情的危險性和嚴重性，即使只有極低的機率會發
生不幸，當事者仍必須保護自己、家人或重要他人；換句話
說，即使不幸事件的發生機率小到只有百萬分之一，但就好像
99.99%一樣大。例如：

　　□　我想這世界是處處充滿危險的。

　　□　倒霉事總是發生在我身上。

　　□　小差錯總是會變成大災難。

2. 過度完美主義

　　相信事情總有完美的解決之道，做到盡善盡美，不僅是可
能的，而且是必須的。因此，除非我把每件事做到完美，否則

它是無法容忍的；反之，假如沒有做到盡善盡美，那就是做得很糟糕。例如：

- [ ] 不斷練習直到做好為止是最重要的。
- [ ] 小差錯一定會導致嚴重後果，錯一小部分和全部錯是一樣的。
- [ ] 只要有小瑕疵，就表示工作還沒有完成。

3. 過度要求控制

當事者必須能夠絕對控制自己的想法和行動，如同完全控制生活中發生的每件事一樣，否則是不道德的，或者將導致心理和行為的嚴重後果。如果可以完全控制即意味著成功，代表當事人是一個優秀的人。例如：

- [ ] 我必須隨時留意內心的一切想法，如此我才能控制我的思考。
- [ ] 如果我能控制我的想法，我將會更完美。
- [ ] 有這些強迫思考，表示我失去控制了。
- [ ] 如果我盡力，一定可以完全控制這些強迫思考。

4. 過度責任感

我必須隨時保持警覺，以避免因為自己一點疏失或錯誤而可能（即使機率微乎其微）傷害到其他無辜的人。如果我未能

及時避免事情發生，那就代表我一定是個不好的人。例如：

- [ ] 我應該為任何錯誤，完全負起責任。
- [ ] 如果我事先知道可能的危險，但沒有加以預防，我必須為事件的後果感到自責。
- [ ] 當我聽到悲劇發生，就不由自主地去想那是我該負責的，而且停不下來。
- [ ] 若沒有預防傷害發生，就和直接導致傷害，是一樣的責任。

5. 無法容忍不確定性

　　我必須百分之百確定每一件事，而且百分之百確定每件事都是正確無誤的。假如對於任何事（我的未來、我或家人的健康）有一點點不確定，那將是無法忍受的。常見的三類相關信念：1. 精確是絕對必要的。2. 無法預知改變，將無法應變處理。3. 在不確定的情況下，就無法有足夠的能力處理。例如：

- [ ] 我無法忍受不確定的感覺，不確定是一件很可怕的事。
- [ ] 如果我夠積極努力，應可以把事情搞清楚弄明白。
- [ ] 我必須確定問題的正確答案，才能夠停止不去想它們。
- [ ] 如果我不能絕對確定事情的詳細過程，必定會在當中犯下某些錯誤。

6. 思考和行動的混淆

　　假如我有一個不好的，甚至想要傷害某人的可怕想法，那就好像我實際上已經去做了。患者認為出現「想法」即等於發生該想法的「行動」，稱為「思考和行動的混淆」（thought-action fusion,TAF）；只是想到一個不好或可怕的念頭，就會導致特定的可怕事件，則稱為「思考和事件混淆」（thought-event fusion, TEF)，這些想法和行動／事件之間並沒有任何因果關係的證據，就好像變魔術一樣的發生，也稱為「魔術性思考」（magical thinking)。例如：

　　□　當我有這些不應該有的想法，表示其實我正想去執行那些想法。

　　□　當我有不好的想法，就等同於我已經做出了那些不好的事情。

　　□　假如我想到會發生某些不好的事情，就應該對這些發生的事情負起責任。

7.「非黑即白」或「全有全無」思考

　　事情總是分成兩種極端的結果，不是有就是無，不是黑就是白。例如：

　　□　假如我不是完全的安全，那就是處在非常危險的狀態。

　　□　假如我不是把事情做得很完美，那就是做得很糟糕。

　　□　假如我不能保護別人的安全，那麼我會受到嚴重懲罰。

　　□　假如我不能完全了解所讀過的每一樣東西，那就好像

我根本不了解它們一樣。

8. 過度強調想法的重要性

過度強調想法的重要性與決定性，而引起自己的過度焦慮或擔心，或稱為「思考和自我混淆」（thought-self fusion，TSF），指患者認為心中有了某種想法，就等於我就是這樣的一種人。例如：

- ☐ 假如我有一個不好的想法，那就代表我這個人是不好的、危險的或發瘋了。
- ☐ 假如我出現「我可能傷害別人」的想法，那就代表我是一個邪惡與無藥可救的人。
- ☐ 出現一些不好的想法（傷人），就表示我就是這樣的一種人（暴力的人）。

9. 不斷懷疑自己

懷疑自己可能或已做出一些違反道德、法律或傷害別人的事，即使它沒有意義或不合乎事實。例如：

- ☐ 或許我會「不夠小心，因而導致某些不好的事情發生」。
- ☐ 或許我會「危害／弄傷／猥褻／欺騙某人」。
- ☐ 或許我會「偷竊／抄襲／做出某些不適當／不道德／不好的事情來」。

10.「如果……怎麼辦」的思考（水晶球效應）

不斷地擔心未來可能有不好的事情發生，即使它沒有意義或不合乎事實。例如：

☐　在未來，如果……怎麼辦？

☐　在未來，如果「我得愛滋病」，怎麼辦？

☐　在未來，如果「我需要為傷害某人而負責任」，怎麼辦？

11. 迷信的想法

深信某些儀式、顏色、圖騰、數字等，具有特殊意義，即使並不合乎事實。例如：

☐　透過執行個人的儀式（如清洗、拍打、重複、觸摸等），就可避免自己發生不好的事，且可以保護我在乎的人。

☐　有「好數字」和「壞數字」之分。「壞數字」將會導致不好的事情發生；「好數字」將導致好事發生，或杜絕不好的事情發生。

12. 災難性預言

事情總是往最嚴重的方向思考，而且認為它一定會發生，即使沒有意義或不合乎事實。例如：

☐　假如我身上有一個開放性傷口，那我肯定會得到感染

愛滋病。

☐ 假如我碰到野狗的口水，那我身上一定會有狂犬病的病毒。

13. 不尋常的因果推論

物體居然不可思議地出現反常現象，違反科學常理或物理學定律，也是一種另類的「魔術性思考」。例如：

☐ 沒有任何人為介入，瓦斯爐自動點火、電冰箱會自動打開、門鎖會自動解開。

☐ 細菌和病毒可以躍過很長的距離（甚至橫越城市間的街道），因此將會透過這樣的方式傳染給我或他人。

14. 其他

☐ 悲觀的偏見（個人化歸因）：假如某些不好的事即將發生，那非常有可能就剛好發生在我自己或某個我特別關心的人身上。發生事情的理由，就只因為是「我」。

☐ 無法容忍焦慮：我無法容忍焦慮狀態，即使為時短暫，因此在那當下我必須去做任何可以讓我覺得較舒服的事情。

◆ 認知治療的原理

　　希臘哲學家愛比克泰德（Epictetus）名言：「人的困擾不是來自於事情的本身，而是自己對事情的看法」。因此，不論是艾里斯所談的「非理性信念」或是貝克所談的「認知的扭曲」，其治療原理都是希望透過治療師的引導、澄清、面質，協助當事人駁斥非理性的信念，重新建立合理的信念系統，問題自然迎刃而解（Corey, 1991）。因此，治療師類似教師、教導者、駁斥者的角色，亦即治療過程就是一項「再教育」（reeducation）、「再建構」（reconstructing）與「再討論」（disputing）治療過程，其主要功能在幫助當事人祛除非理性的信念（過度威脅的認知），再建構出一套理性的生活哲學，因而改善強迫思考（Corey, 1991; Steketee & Pigott, 1999）。以下分別針對強迫思考的非理性信念與認知扭曲的思考，提出較理性、合理、健康的思考模式。

一、改變「不合理的信念」

　　非理性信念是通常包含「應該」、「必須」、「一定」的嚴謹與完美的要求，因此，調整這些信念、轉化為「盡力」、「或許」、「可以」等較為彈性、輕鬆的合理要求。筆者根據於前文所述之艾里斯 11 種不合理信念的常見強迫思考舉例，未來透過認知矯正後，希望能夠轉化為較彈性合理的信念。筆者特別

呈現不合理信念與較合理信念之對照（詳如下頁表 6-1），以幫助讀者清楚看出認知治療前後的差異。

二、改變「扭曲的認知」

根據前文歸納的強迫症常見的 14 種認知扭曲，未來透過各種認知矯正後，希望能夠轉化為較彈性合理的認知。筆者呈現扭曲認知與合理認知之對照（詳如下頁表 6-2），以幫助讀者清楚看出認知治療前後的差異。

三、結語：

認知治療就是治療師引導患者一起找出每一項非理性思考背後的矛盾證據，因而推翻或修正原先錯誤的自動化思考、降低強迫思考的嚴重程度，間接改善焦慮不安的情緒。認知治療一般的策略有下列步驟：「辨認不合理的自動化思考」、「持續記錄平時出現的自動化思考」、「使用各種認知矯正技術，挑戰不合理思考」、「以合理思考進行自我對話」、「循序漸進，不斷練習與討論」。第 10 章「如何實施認知治療」，將會舉例詳細說明每個步驟如何執行。

表 6-1 艾里斯 11 種（強迫思考）不合理信念與較合理信念之對照表

不合理的信念	較合理的信念
1. 必須重複做每件事情，直到它完全正確無誤為止。	→我盡量每件事情只做一次，如果出現錯誤也是正常的！
2. 我應該重複問話，以確定聽懂別人（醫生）說過的每句話。	→我盡量聽懂別人說過的話，漏掉一、二句也無大礙！
3. 我心中絕對不可以出現任何一點不好的念頭或慾望。	→我允許心中有時出現不好的念頭或慾望，這是每個人都會有的正常現象！
4. 當心中有不好的想法，就代表它一定會發生。	→當心中有不好的想法，只是擔心而已，並不代表它一定會發生！
5. 我必須不斷地洗手，才能確定我的手是乾淨的。	→洗手一次，就可以確定我的手是乾淨的。
6. 我必須確定生活中每件事都在我的掌握之中。	→生活中每件事，不一定都要在我的掌握之中！
7. 我一定要去檢查垃圾桶，才能確定沒有丟掉重要的東西。	→假如我不去檢查垃圾，也不一定會丟掉重要的東西。
8. 假如我觸摸髒東西，就一定會生病甚至死掉。	→就算我觸摸髒東西，也不一定就會生病。
9. 我必須不斷去檢查門窗，才能確定門窗是關緊的。	→我檢查門窗一次，就可以確定門窗是關緊的。
10. 我必須正確無誤地清楚知道家中每件物品的擺放位置。	→我盡量去清楚家中每個東西的擺放位置，就算忘掉也是人之常情。
11. 我一定要洗澡二個小時以上，才能確保身體是洗乾淨的。	→我洗澡半小時，就可以將身體洗乾淨了。

表 6-2 強迫症常見的 14 種扭曲認知與較合理認知之對照表

扭曲的認知	較合理的認知
1. 過度估計危險性與傷害性 高估事情的危險性和嚴重性，即使只有極低的機率會發生不幸的事，當事者仍必須保護自己、家人或重要他人。	→為了一些幾乎不可能發生的事情而過度緊張或極力預防，只是杞人憂天、浪費精力罷了，不如盡人事聽天命、想太多也是徒勞無功。」
2. 過度完美主義 相信事情總有完美的解決辦法，做得完美不僅是可能而且是必須的，因此除非我把每件事做到盡善盡美，否則它是無法容忍的。	→接受自己的不完美，才是真正的完美；任何事情只要盡力就好，事情有瑕疵或小錯誤是每個人都會有的正常現象。
3. 過度要求控制 當事者必須能夠絕對控制自己的想法和行動，如同完全控制生活中發生的每件事一樣，否則是不道德的或者會導致心理和行為的嚴重後果。	→生活中不是每件事都是我們可以控制的；更何況我們的想法，它更是不可能去控制，因此要控制每個想法根本是不可能的。
4. 過度責任感 我必須隨時保持警覺，以避免因為自己一點疏失或錯誤而可能傷害到其他無辜的人。	→很多傷害或錯誤的發生，並不是自己可以預測或避免的，因此自己只要盡力去做每一件事情，就是一種負責任的態度。
5. 無法容忍不確定性 我必須百分之百確定每件事，而且百分之百確定每件事都是正確無誤的。假如對於任何事有一點點不確定，那將是無法忍受的。	→生活中的許多事物，都是充滿不確定性，這是一種正常的現象，因此追尋凡事確定是不可能的，去接受與熟悉這種不確定的感覺吧！
6. 思考和行動的混淆 假如我有一個不好的，甚至想要傷害某人的可怕想法，那就好像我實際上已經去執行了。	→每個人都會有一些不好的想法或可怕的念頭，這是一種宣洩焦慮的自然反應，因此不代表自己會去做出這些令人後悔的行為，因為思考到行動之間，我們還有理智。
7.「非黑即白」或「全有全無」思考 事情總是分成兩種極端的結果，不是有就是無，不是黑就是白。	→黑與白之間，還有灰色；有與無之間，還有不確定。因此事情的答案並非是兩極端的結果，而是充滿著各種可能性。

扭曲的認知	較合理的認知
8. 過度強調想法的重要性 過度強調想法的重要性與決定性，而引起自己的過度焦慮或擔心。	→不好的想法只是一種暫時性的念頭，每個人都會有。因此毋須過度擔心而嚇壞自己。
9. 不斷懷疑 懷疑自己可能或做出一些違反道德法律或傷害他人的事，即使它沒有意義或不合乎事實。	→自己如此擔心日後會做出任何不好的事情，就表示自己根本不會真的去做，所以相信自己，那只是過度擔心的念頭。
10.「如果……怎麼辦」思考 不斷的擔心未來可能有不好的事情發生，即使它沒有意義或不合乎事實。	→很多事情根本還沒發生或是不可能發生，且擔心也不會改變事實，因此不要杞人憂天，浪費精力與時間。
11. 迷信的想法 深信某些儀式、顏色、圖騰、數字等，具有特殊的意義（好運、壞運），即使它不合乎事實。	→各種儀式、顏色、圖騰、數字等，每天都有人接觸，卻沒有發生相對應的好運或壞運，所以這是不合理的推論。
12. 災難性預言 事情總是往最嚴重的方向思考，而且認為它一定會發生，即使它沒有意義或不合乎事實。	→事情的結果是很多原因造成的，因此並不是自己認為或預期會變嚴重，它就會變嚴重。
13. 不尋常的因果推論 物體居然不可思議地出現反常現象，違反科學常理或物理學定律，例如：瓦斯爐會自動點火，電冰箱會自動打開、門鎖會自動解開。	→瓦斯爐不可能自動點火，電冰箱也不會自動打開、門鎖更不會自動解開，這是自己過度擔心而已，事實上並不會發生。
14. 其他 悲觀的偏見（個人化歸因）：某些不好的事即將發生，發生的理由都是因為「我」。 無法容忍焦慮：我無法容忍焦慮的狀態，即使是短暫的時間。	→不好事情發生的原因，有許多因素，大多時候是和自己並無直接關聯，因此不用自我苛責。 →焦慮是每個人都會出現的一種正常的現象，接受它的存在，一陣子就適應了。

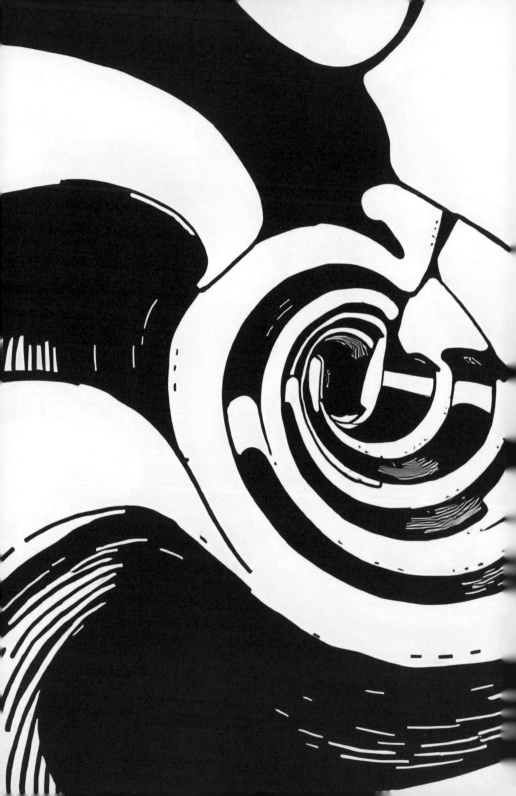

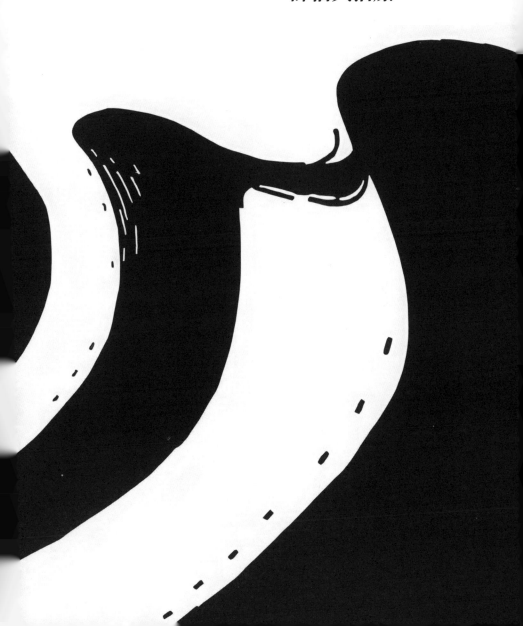

PART 3

強迫症的
評估與治療

薛西佛斯
也瘋狂
強迫症的認識與治療

第 7 章　如何評估強迫症

　　強迫症的終生盛行率是在 2% 至 3% 之間，根據 WHO 公佈，強迫症已是最常見的心理疾病第四名（僅次於抑鬱症、酒精依賴和社交恐懼症），同時是造成個體失能的第十大疾病（對生活品質的衝擊大於糖尿病）。診斷準則可參考第 1 章表 1-1 之《精神疾病診斷與統計手冊》第五版的強迫症診斷準則。然而，此種評估方式雖然可以確立診斷，但是無法仔細清楚地描繪出強迫思考或強迫行為的症狀類型以及嚴重程度。

　　因此，強迫症的評估工具除了結構式診斷晤談工具，例如：《DSM-IV 的結構化臨床晤談指引》（Structured Clinical Interview for DSM-IV, SCID）、《DSM-IV 的焦慮疾患晤談指引》（Anxiety Disorders Interview Schedule for DSM-IV）外，臨床上更發展出許多針對強迫症進行評估的量表，筆者參考文獻整理常見測量評估工具如下（Rapp, Bergman, Piacentini & McGuire, 2016）：

- 行為逃避量表
  （Behavioral Avoidance Tests, BATs）
- 強迫項目檢核表
  （Compulsive Activity Checklist, CAC）
- 多向度強迫症量表
  （Dimensional Obsessive-Compulsive Scale, DOCS）
- 佛羅里達強迫症量表
  （Florida Obsessive-Compulsive Inventory）
- 雷登強迫思考量表
  （The Leyton Obsessional Inventory, LOI）
- 莫司禮強迫症量表
  （Maudsley Obsessional-Compulsive Inventory, MOCI）
- 美國國家心理衛生研究院的整體強迫症量表
  （NIMH Global Obsessive-Compulsive Scale, GOCS）
- 強迫症量表
  （Obsessive-Compulsive Inventory, OCI）
- 帕達強迫症量表
  （Padua Inventory, PI）
- 耶魯—布朗強迫症量表
  （Yale-Brown Obsessive-Compulsive Scale, Y-BOCS）
- 兒童耶魯—布朗強迫症量表
  （Children's Yale-Brown Obsessive-Compulsive Scale, CY-BOCS）

其中以 Goodman 等人（1989a, 1989b）所發展出來的「耶魯—布朗強迫症量表」（Y-BOCS），信效度最為嚴謹，評量方式亦快速方便，且至今仍不斷研究更新，因此是目前國內外臨床使用最頻繁的強迫症評估工具。耶魯—布朗強迫症量表屬於一種半結構式晤談，包含三個部分：

第一部分是強迫思考與強迫行為的定義及舉例，由晤談者念讀給病人聽，讓患者能清楚明確地了解強迫思考與強迫行為的意義；第二部分是一份「症狀檢核表」（symptom checklist），裡面列舉 50 種以上常見的強迫思考與強迫行為，晤談者要詢問病人最近或過去是否有出現過這些症狀，然後請病人列出其最顯著的強迫思考、強迫行為以及跟強迫症相關的迴避行為。第三部份包括 10 題核心題目，以評估患者強迫症狀的嚴重程度。

本量表筆者已於 2005 年 1 月獲得原作者 Dr. Goodman 授權譯為中文刊登於本書，並且允許本書作者使用此中文量表。以下特別介紹說明「耶魯—布朗強迫症狀檢核表」（完整題目，詳見附錄 1-1）與「耶魯—布朗強迫症嚴重程度量表」（完整題目，詳見附錄 1-2）的特色、使用方式與如何解釋運用。

◆ 「耶魯—布朗強迫症狀檢核表」的介紹與使用

「耶魯—布朗強迫症狀檢核表」（The Severity Ratings of Yale-Brown Obsessive-Compulsive Scale, Y-BOCS） 共列出 50 多種症狀，別屬於 15 種類別，其中 8 類是強迫思考，7 類是強迫行為。如表 7-1 所示：

表 7-1 強迫思考與強迫行為類別表

強迫思考	強迫行為
1. 傷害的強迫思考	1. 清潔或清洗的強迫行為
2. 污染的強迫思考	2. 檢查的強迫行為
3. 性的強迫思考	3. 重複儀式的強迫行為
4. 囤積或節省的強迫思考	4. 計算的強迫行為
5. 宗教或道德的強迫思考	5. 排序或整理的強迫行為
6. 對稱或精確的強迫思考	6. 囤積或蒐集的強迫行為
7. 其他特殊的強迫思考	7. 其他特殊的強迫行為
8. 身體的強迫思考	

晤談者根據題目詢問病人最近或過去是否有出現過這些症狀。例如：第一類「傷害的強迫思考」中，第 1 題：「我害怕我可能會傷害自己」（如害怕用刀叉吃東西、害怕握住尖銳物品、害怕走近玻璃窗），若為最近一週內出現的症狀，請在「現在」的空格中打勾；若是在過去曾經出現過，但現在已經沒有

再出現，則請在「過去」的空格中打勾；若是「現在」或「過去」皆未出現，則無需打勾。完整的檢核表，請參考附錄 1-1。

　　檢核表的施測，包括「（臨床者）訪談評量」、「（患者）自我評量」、「（患者）電腦化評量」等 3 種版本。在臨床上最常用的方式，是由患者先自行填寫，再由治療師討論澄清。首先治療師說明如何填寫，並引導患者練習填寫幾題，確認患者已經了解每項題目的問法與舉例後，再由患者填寫完畢，至於填寫過程中不清楚或不確定的題目，可以請患者先做記號，最後再和治療師一起討論。如果患者的症狀符合強迫思考或強迫行為的定義，但是卻沒有在該量表的題目中出現，則可另外填寫在「其他」的空白區。

　　由於患者大多具有兩種以上的情形較多。因此必須請患者依序排列、圈選出「現在」的強迫思考與強迫行為症狀中，最感困擾的四個項目。治療師再與患者充分討論澄清，確立這些症狀中哪幾項是目前最嚴重的項目，做為治療的主要目標，日後藥物治療或認知行為治療進行一段時間後，也以這些項目嚴重程度的減緩情形作為治療效果與進步幅度的評估指標。值得一提的是，根據筆者的研究結果發現（黃政昌，2003）：強迫思考或強迫行為的症狀數量越多，通常強迫症的嚴重程度越高，進而在生理健康、心理健康、社會關係、環境等生活品質方面也會變得比較差，而且病後的人格特質也較容易出現自信心下降、情緒不穩定及不喜歡社交等特徵。

◆ 「耶魯—布朗強迫症嚴重程度量表」的介紹與使用

「耶魯—布朗強迫症嚴重程度量表」（The Symptom Checklist of Yale-Brown Obsessive-Compulsive Scale, Y-BOCS）包括 10 個題目，分別是針對強迫思考（1-5 題）與強迫行為（6-10 題）的五種向度進行評估，如表 7-2 所示，包括：持續時間（出現頻率）、對社交與工作的干擾、相關的痛苦感受、抵禦強迫思考的程度、以及對於強迫思考或強迫行為的控制效果。每一項核心題目都要由晤談者依照過去一週來平均嚴重程度，以 5 個評分點（0 分「無」到 4 分「極度」）進行評分。例如：第 1 題是評估過去一週以來花費在所有強迫思考上的平均時間，評分範圍從 0 分（沒有強迫思考）到 4 分（極度嚴重，超過一天 8 小時或幾乎是持續不斷的）。完整題目如附錄 1-2 所示。

做答完畢後，1 至 5 題的分數總和代表強迫思考的嚴重程度，6 至 10 題的分數總和代表強迫行為的嚴重程度。1 至 10 題的總分，就是患者整體的強迫症嚴重程度得分。得分結果的意義可參考表 7-3，以了解與 Y-BOCS 得分相對應的嚴重程度層級和治療建議。

表 7-2 耶魯─布朗強迫症量表的完整內容對照表

類別	題項	內容特性	計分方式
強迫思考	1	持續時間／出現頻率	依據嚴重程度分為：沒有（0 分）、輕微（1 分）、中度（2 分）、重度（3 分）、極嚴重（4 分），採 0 分～ 4 分的五點計分。
	2	對社交與工作的干擾	
	3	相關的痛苦感受	
	4	抵禦強迫思考的程度	依據抵抗程度分為：總是抵抗（0 分）、大部分抵抗（1 分）、些許抵抗（2 分）、無力抵抗（3 分）、完全屈服（4 分），採 0 分～ 4 分的五點計分。
強迫思考	5	對於強迫思考的知覺控制	依據控制效果分為：完全控制（0 分）、大部分控制（1 分）、中等控制（2 分）、控制力弱（3 分）、無法控制（4 分），採 0 分～ 4 分的五點計分。
強迫行為	6	持續時間／出現頻率	同第 1 題
	7	對社交與工作的干擾	同第 2 題
	8	相關的痛苦感受	同第 3 題
	9	抵禦強迫思考的程度	同第 4 題
	10	對於強迫行為的知覺控制	同第 5 題

表 7-3 耶魯布朗強迫症嚴重程度量表的得分對照與治療建議

總分（思考＋行為）	嚴重程度	治療建議
10 分以下	極微：極輕微的強迫症狀	可以自己控制大部分強迫症狀。
10 至 15 分	輕度：輕微的強迫症狀	透過諮詢與協助，可以控制強大部分迫症狀。
16 至 25 分（純思考或行為，僅需要 10 至 14 分）	中度：中度的強迫症狀	至少需要接受認知行為治療或藥物治療其中一項，將可獲得有效控制。
25 分以上（純思考或行為，僅需要 15 分以上）	重度：嚴重的強迫症狀	同時透過藥物治療與認知行為治療，以獲得有效控制。

註：　本表整理自 *Getting Control: Overcoming Your Obsessions And Compulsions*（2nd ed.）（p. 79), by L. Baer （Eds), 2000. New York: Plume.

一、極微：總分在 10 分以下：

屬於「極微」的強迫症狀，可以自己透過閱讀書面資料，再採用合理的認知思考或轉移注意力，即可順利地控制大部分強迫症狀，因而並不會帶來生活、學習或職業上的困擾。

二、輕度：總分在 10 至 15 分

屬於「輕度」的強迫症狀，可以透過諮詢專業人員或強迫症自我治療手冊的協助，進行強迫症狀的控制。通常大部分的強迫症狀均可獲得控制，只有在壓力較大時，才會對生活、學習或職業造成輕微的困擾。

三、中度：總分在 16 至 25 分（純思考或行為，僅需要 10 至 14 分）

屬於「中度」的強迫症狀，表示症狀的頻率或嚴重程度已經對生活、學習或職業，造成明顯的障礙，導致患者可能無法有效執行其原有角色的功能，甚至在沒有出現有效改善前，可能導致憂鬱症狀，甚至出現自殺的念頭，必須接受密集的認知行為治療或服用抗強迫症藥物。如果兩者同時進行，更能有效改善症狀的嚴重程度。

四、重度：總分在 25 分以上（純思考或行為，僅需要 15 分以上）

此時，患者的強迫症狀已經非常嚴重，完全無法執行原有

角色之功能，甚至連基本的食衣住行等生活功能都無法進行。通常患者已經無法出門，將自己禁錮在家中，無時無刻都有強迫思考，無時無刻都在執行強迫行為。重度嚴重的患者極易出現憂鬱症狀，甚至於自殺的念頭，通常需要強制接受住院治療，並密集使用藥物與認知行為治療，以減緩症狀的嚴重程度。

◆ 是否接受治療的損益評估

　　為何許多強迫症病患的治療效果一直不明顯，根據筆者的對照組治療效果研究（黃政昌，2003）發現：使患者改變較明顯與較不明顯的影響因子，主要包括：症狀、個人、家庭、社會、藥物治療、認知行為治療等 6 項，如下頁表 7-4 所示。

　　如表 7-4，首先，症狀的複雜度與嚴重度、個人改變的動機與毅力、家人的支持與鼓勵、人際支持與角色功能、藥物治療的配合與反應、認知行為治療的參與與練習等六項因素，決定了強迫症治療效果的改變程度；其次，治療關鍵在於個人是否真正願意下定決心對抗強迫症，包括接受藥物治療與認知行為治療。有些患者把所有希望都放在藥物治療上，以為吃藥就可以完全療癒，事實上藥物只有產生一定比例的改善，甚至於有些患者對藥物反應並不明顯。相反地，認知行為治療是最直接根本的方法，因為它循序漸進地解構強迫思考與強迫行

表 7-4 改變較明顯與較不明顯組的影響因子對照表

向度	改變較明顯組	改變較不明顯組
症狀因素	強迫症狀較單純 無憂鬱症狀 強迫行為症狀為主 病識感較高 較早尋求專業協助	強迫症狀較複雜 有憂鬱症狀 強迫思考症狀為主 病識感較低 較晚尋求專業協助
個人因素	個人意志力較堅定 願意分享心情困擾 較早接受生病的事實 較快下定改變的決心 病前自信心較高 較正面看待生病的意義 較少逃避行為 較多改變的誘因	個人意志力較脆弱 習慣獨自承擔情緒壓力 較晚接受生病的事實 較慢下定改變的決心 病前自信心較低 較負面看待生病的意義 較多逃避行為 較少改變的誘因
家庭因素	父母接納態度多 家人較常給予關心鼓勵 家人較密切參與治療活動	父母指責態度多 家人較少給予關心鼓勵 家人幾乎沒有參與治療活動
社會因素	有職業或學生角色 較多人際社交活動 團體治療中的收穫較高	無職業或學生角色 較少人際社交活動 團體治療中的收穫較低
藥物治療效果	藥物治療反應較佳 較能規律地前往門診治療 對藥物需要性較不明顯 對吃藥具有較少的負面意義	藥物治療反應較差 較不能規律地前往門診治療 對藥物需要性較明顯 對吃藥具有較多負面意義
認知行為治療效果	較積極參與認知行為治療 較能配合治療的進度 作業練習的頻率較高 較願意冒險嘗試	較消極參與認知行為治療 較無法配合治療的進度 作業練習的頻率較低 較不願意冒險嘗試

註： 引自黃政昌，2003，《強迫症門診患者的臨床特徵與聯合治療模式效果之分析研究》，頁
200，臺北市：國立臺灣師範大學教育心理與輔導研究所博士論文。

為，可說是一種一勞永逸的方法，但它也是所有患者最害怕面對的方式。因為當強迫思考指使患者執行強迫行為時，那是一種不得不去想或去做的衝動，實在非常難以執行「暴露不反應法」，然而強迫症就是利用這個盲點控制許多患者。因此，面對改變動機較消極的患者，進行是否參加「治療計畫」（包含藥物治療與認知行為治療）的「損益分析評估」（cost-benefit analysis），就是幫助個案覺察必須下定決心、積極參加治療活動的重要選擇與宣告。

　　以「怕髒，就重複洗手」為例，先寫下「不接受治療」的優點與缺點，再寫下接受治療的優點與缺點，如表 7-5 的範例所示。

薛西佛斯也瘋狂
強迫症的辨識與治療

表 7-5 是否接受治療的損益分析表

接受治療	不接受治療
● 優點或好處	● 優點或好處
1. 我比較不會出現怕髒的念頭	1. 可隨意執行強迫行為，解除心中的焦
2. 我將能夠控制重複清洗的習慣或儀式	慮不安
3. 我不再浪費水費、電費與肥皂費	2. 不用勉強自己，痛苦的對抗強迫症
4. 我不再隨時焦慮、害怕與受苦	3. 不用做認知行為治療的作業練習
5. 我將逐漸恢復自己的生活或職業角色	4. 不用花錢花時間，接受治療
6. 我會得到家人的尊重與支持，甚至減	
少衝突	
7. 我越來越不需要擔心可怕結果會發生	
8. 我將會獲得更多自由時間，做更多想	
做的事	
9. 我將不用害怕進出特定場所或公共空	
間	
● 缺點或壞處	● 缺點或壞處
1. 不能隨意執行強迫行為，心中充滿焦	1. 我會繼續怕髒的念頭
慮與不安	2. 我會繼續重複清洗的習慣或儀式
2. 勉強自己對抗強迫症，是一件非常痛	3. 我會浪費水費、電費與肥皂費
苦的事	4. 我會隨時焦慮、害怕與受苦
3. 需要勉強自己做認知行為治療的作業	5. 我將無法做好自己的生活或職業角色
練習	6. 我會影響家人的生活，甚至引起衝突
4. 需要花費金錢與時間，接受治療	7. 我越來越擔心可怕的結果有可能發生
	8. 我無法做想做的事，生活充滿無奈
	9. 我持續害怕進出特定場所或公共空間

註： 格式參考自 *Freedom from Obsessive-Compulsive Disorder*（pp.113-116），Jonathan
Grayson, 2003.New York:Tarcher/Penguin.

透過表 7-5「是否接受治療的損益分析表」，可明顯地看出不接受治療的缺點明顯多於優點，症狀越來越嚴重，生活越來越痛苦；反之，接受治療則是優點明顯多於缺點，逐漸可以控制症狀、恢復自由，甚至於可以重新創造自己的未來。在充分與患者討論「接不接受治療的利弊得失」後，幫助患者回到現實，充分地覺察與體悟：唯有接受治療才可能找回自由、恢復生活，而且除了接受治療之外沒有其他捷徑或方法了。

附錄 1-3 是空白的「是否接受治療的損益分析表」，供患者填寫使用。填寫時由於患者從未接受過任何專業醫療，因此往往不清楚是否接受治療有何差別，甚至不覺得接受治療可以帶來更多正向改變，因為他們已經適應這樣的生活模式，改變反而只會帶來更多焦慮與麻煩。此時治療師或家人應當不斷地鼓勵患者，引導患者理性分析，唯有接受治療才能恢復正常的思考模式與生活習慣。通常等到整張「損益分析表」填寫完成後，患者再次綜觀這些優缺點，就會恍然大悟：以為有可能與強迫症妥協或共處，這些想法真是暗藏著天大的陷阱，姑息養奸、順從強迫症的結果，只是使症狀越來越嚴重，不知不覺的將時間、青春、親情、工作、人生目標拱手任由強迫症宰割罷了，因此，透過「損益分析」，患者往往更願意發憤圖強、下定決心，全力參與相關治療活動。

第 8 章　如何實施藥物治療

　　藥物治療主要是以選擇性血清素回收抑制劑（SSRI）為第一線藥物。研究顯示，每一種藥物的療效都差不多，差別只是副作用的多寡罷了，而且有 4 到 6 成的患者對於單獨使用選擇性血清素回收抑制劑沒有反應或僅有部分反應，所以有時要換藥或併用其他強化藥物，以增強對抗強迫症的療效。

　　一般用藥原則是持續服藥，大約 2 週後效果會出現，3 個月內將藥物逐漸加到最適當的劑量，此時可以評估藥物的療效，有些患者只使用低劑量的抗鬱劑，第一個月內即有很好的療效，但是也有患者必須加到高劑量，且至第 2 或第 3 個月才有明顯的療效出現。所以服用藥物時一定要有耐性，不要只服用 1 週覺得沒有明顯的反應就想換藥。何謂有療效或對治療有反應？一般是指治療之後，於耶魯布朗強迫症量表（Y-BOCS）的衡鑑分數相對減少 35% 以上者。

◆ 常見的抗強迫症藥物

一、選擇性血清素回收抑制劑

選擇性血清素回收抑制劑（Selective Serotonin Receptor Inhibitors；SSRIs）主要的種類以及適當的治療劑量，整理如表 8-1：

表 8-1 強迫症的藥物與適當治療劑量

藥物	劑量
百憂解（Fluoxetine, Prozac）	40-80 mg ／天
樂復得（Sertraline, Zoloft）	最高量 200 mg ／天
克憂果（Paroxetine, Seroxat）	40-60 mg ／天
無鬱寧（Fluvoxamine, Luvox）	最高量 300 mg ／天
西普寧（Citaplam, Cipram）	40 mg ／天
利普能（Escitalopram,Lexapro）	20-30mg ／天

1. 百憂解（Fluoxetine, Prozac）

● 有膠囊、錠劑，每顆 20 毫克。

● 有比較長的半衰期，當達到血中平衡濃度時，每服一次藥劑大約可維持 5 天左右。根據研究顯示，每天使用 40-60 毫克比 20 毫克的療效佳。副作用比傳統三環抗鬱劑少，患者比較少中斷治療。

2. 樂復得（Sertraline, Zoloft）

● 錠劑，每顆 50 毫克。
● 每天 50-200 毫克抗強迫症的效果比安慰劑好。

3. 克憂果（Paroxetine, Seroxat）

● 錠劑，每顆 20 毫克。
● 每天 40-60 毫克比 20 毫克的療效佳。

4. 無鬱寧（Fluvoxamine, Luvox）

● 錠劑，每顆 50 毫克。
● 實驗組病人每日使用 100-300 毫克的無鬱寧，43% 的患者顯示出有治療反應，而安慰劑組只有 12% 有治療反應。

5. 西普寧（Citaplam, Cipram）

● 錠劑，每顆 20 毫克。
● 是最純的選擇性血清素回收抑制劑，並且比較少跟其他內科藥物有交互作用。每天 40 毫克的療效比較佳。若劑量超過 60mg 可能現心臟不規則跳動，心電圖 QT 延長的情形。

6. 利普能（Escitalopram,Lexapro）

● 錠劑，每顆 10 毫克。
● 治療劑量：20-30mg/ 天。

二、其他藥物

例如：速悅（Venlafaxine, Effexor）；千憂解（Duloxe-tine,Cymbalta）；美舒鬱（Trazodone, Mesyrel）；單胺氧化酶 A 抑制劑（Inhibitor of Monoamine Oxidase A, MAOI），例如：歐蕾斯（Moclobemide, Aurorix），以上藥物是在上述 6 種抗憂鬱劑未出現適當療效後，才會使用的第二線藥物。

三、併用其他強化藥物（Augmentation）

若病人合併情緒障礙，則可以合併使用鋰鹽（Lithium carbonate）；若病人有癲癇疾患或腦波異常，則可合併使用抗癲癇藥物（Anticonvulsants）；某些病人有合併精神病症狀，抽動症狀或出現非典型的強迫症症狀，可以合併使用低劑量抗精神病藥物（Antipsychotics）例如：安立復（Aripiprazole, Abilify）、理思必妥（Risperidone,Risperdal）等；合併使用利福全（Clonazepam, Rivotril）也可以強化抗鬱劑治療強迫症的效果。不過某些減少谷胺酸的抗癲癇藥物，也可也強化減少強迫症的效果，例如：Topiramate, Lamotrigine 等。

◆ 藥物治療的步驟與原則

一、強迫症的藥物治療的步驟

　　首先使用足量的選擇性血清素回收抑制劑，至少要達 8 至 12 週，若功效不佳可合併強化藥物（例如：Abilify,Risperdal 等）。若效果仍不好，可以再使用其他的選擇性血清素回收抑制劑，且同時併用強化藥物。之後若功效不佳，則改為速悅（Venlafaxine, Effexor），但是劑量要比較高，並持續使用 12 週。或用千憂解（Duroxetine,Cymbalta）。之後可以嘗試單胺氧化酶 A 抑制劑或併用強化藥物。病情嚴重的患者可考慮深度經顱磁刺激術（d-TMS）或外科手術。

二、治療時間長度與預後

　　通常用藥 3 個月內可以看出療效，但是停藥後常會復發，所以通常要持續服用 1 年的藥物，當症狀改善約 8 成以上，才能緩慢地減藥。例如：每 2 個月減半顆百憂解。若接受行為治療，減藥後較不會再復發。即使復發也只是小的復發。

　　基本上，所有的血清素回收抑制劑對於強迫症的療效都差不多。不過選擇性血清素回收抑制劑的副作用較三環抗鬱劑少，所以患者服藥的順服性也較高。

　　預後不良的因素包括：只有強迫思考無強迫行為、症狀慢性化、連續性而不是陣發性的病程。某些人格障礙也可能導致

不良的預後，包括：邊緣型人格障礙（BPD）、思覺失調型人格障礙（SPD）、逃避型人格障礙（APD）。

　　強迫症是一種慢性病，若停藥一陣子會再復發。但是只要持續治療、不要斷藥，數年後一定能有某種程度的改善。

三、頑固難治型強迫症患者

　　如表8-2所示，一些難治療的病人，應先排除是否診斷錯誤、用藥不當、病人服藥的順服性差等。當然，還要考量有無合併重度憂鬱症、思覺失調型人格或其他嚴重之人格障礙。有時對於「頑固難治型強迫症患者」（patients with treatment-resistant OCD），不妨採取多線藥物共用的用藥原則。有時甚至可以抗憂鬱劑、抗精神病藥物、抗焦慮藥物、情緒穩定劑四合一使用。

◆ 患者應該知道的藥物使用資訊

一、開始使用藥物必須告訴醫師的事項

　　1. 您的疾病史：包括精神與身體疾病史等。

　　2. 您的飲食習慣：包括咖啡、茶、酒精、減肥餐等。

　　3. 您的職業與一般活動：是否涉及操作危險的器械等。

　　4. 女性必須說明的：是否懷孕或哺乳等。

表 8-2 治療失敗的常見原因

1. 錯誤的診斷（例如：思覺失調症、強迫型人格障礙症等）。
2. 不適當的治療。
   - 不適當的或無效的藥物治療。
   - 療程太短：至少要服藥 3 個月，才能斷定藥物有無效用。
   - 藥量太低：一般而言，治療強迫症的抗憂鬱劑劑量高於憂鬱症。
   - 沒有合併行為治療：行為治療可以增強療效。
3. 藥物順服性差。
   - 害怕藥物的副作用（例如：成癮性、傷肝腎等）。
   - 病人為了測試是否痊癒，而自行減藥或停藥。
4. 不知道規律服藥的重要性，以致於只在不舒服時才服藥。

二、藥物使用上常問的問題

1. 抗強迫症的藥物是否會導致懷孕畸形，或影響哺乳？

　　一般而言，抗強迫症藥物所使用的選擇性血清素回收抑制劑導致畸形的機率不高，不過導致胎兒畸形的因素很多，建議還是要與您的主治醫師討論懷孕期間用藥的原則。

　　抗強迫症藥物會經由母親的血液，透過胎盤傳給胎兒，所以為了安全起見，可在生產前短暫停藥。但是，這也要視母親的病情嚴重程度而定。若先生服用抗強迫症藥物，則毋需擔心

胎兒會受藥物影響。

　　若哺乳婦女同時服用抗強迫症藥物，少量藥物將經由乳汁傳遞給嬰兒，但不會對嬰兒產生傷害的。為了安全起見，還是不鼓勵哺乳，可以餵食嬰兒奶粉。

2. 如何服用抗強迫症藥物？

　　一般選擇性血清素回收抑制劑，剛開始服用的前 2 週，會有噁心、拉肚子的副作用，但是持續服用之後就會緩解。可以先少量服用，然後逐漸增加劑量。例如，百憂解可以慢慢增加劑量，最高量是 1 天 80 毫克，其半衰期約 5 天，藥效極長。因為有興奮的效果，所以最好不要在睡前服用，但有少部分的人服用之後會有嗜睡的情形。

　　其他選擇性血清素回收抑制劑，例如：無鬱寧會令患者非常嗜睡，可先以約 25 毫克或 50 毫克的較低劑量於睡前服用，每 4 至 7 天逐次增加 50 毫克之劑量，早晚分次服用，最高劑量為 300 毫克。克憂果的服用劑量可以自 10 毫克或 20 毫克開始，逐漸增加到 40 毫克或 60 毫克。樂復得開始的使用劑量是 50 毫克，可逐漸增加到 200 毫克。西普寧從 20 毫克開始，最高量是 40 毫克。一般而言，服用藥物 7 至 14 天後會出現藥效，逐漸增加劑量，使用至 3 個月時可以達到最高的療效。

　　老人服用抗憂鬱劑的劑量應該是一般成人的一半或三分之二。若想減少初期噁心或腸胃不適的副作用，可以盡量在飯後

服藥。

3. 強迫症的治療到何時可以減藥或停藥？

有三分之二以上強迫症患者其症狀是起伏不定的，只有約四分之一到三分之一，可以經由治療使症狀完全緩解。若您治療後一直都有殘餘的強迫症狀，那麼最好持續服用藥物，最多只能將藥量減到最低劑量，然後持續長期服用。對於症狀可以完全緩解的病人，至少要服用藥物達 1 年之後再緩慢減藥，至完全停藥。若停藥一段時間之後又發病，請安心地再度服用藥物，病情應該可以逐漸獲得緩解。如果接受認知行為治療，即使減藥或停藥，也可以減少復發的機率。

4. 就強迫症而言，何謂痊癒？患者應該如何自我激勵？

其實強迫症沒有所謂的痊癒，因為多少都會殘存一些強迫症狀。您若執意要追尋理想中的痊癒，那可能會大失所望！是否您的完美主義在作祟呢？所以若我說強迫症沒有所謂的痊癒，您是否會很失望呢？或是興奮地認為「我已認清事實真相！」唯有面對真相，尋求解決之道，才能活出生命的意義。即使需要服用低量的抗憂鬱劑，來維持症狀的穩定，就把它當作每天服用維他命丸一樣，每天一粒血清素藥物，保持身心的健康，何樂不為！

對抗強迫症沒有捷徑，要有長期抗戰的準備，一步一腳印，

只要規律持續地服藥，配合認知行為治療，一定可以恢復您的
生活品質！

第9章　如何實施行為治療

行為治療的主要原理就是透過焦慮減除程序，來中斷患者進行的儀式或行為，以削弱原來的增強模式，其中以「暴露不反應法」最為有效，其次則包括一般焦慮疾患常用的方法，如「系統減敏感法」、「矛盾意向法」、「洪水法」、「飽足法」等。以下僅介紹暴露及不反應法：

所謂「暴露不反應法」經常是兩者同時使用的，亦即引導個案故意暴露在害怕的情境下，但是不要有任何逃避的行為反應。例如：「怕髒，所以練習去摸油汙（暴露），然後不准洗手（不反應）」；「怕危險，就故意把門打開（暴露），然後不准關上門（不反應）」；「怕遺失重要物品，就直接把垃圾丟掉，然後不准去檢查垃圾（不反應）」；「怕遺失重要電子檔案，就直接出門，不准做備份（不反應）」。

在行為治療過程中，實際的施行步驟則包括：

1. 觀察自己每日強迫行為出現的情形：包括引發強迫症症狀的刺激或情境、強迫思考或行為的內容或形式、執行強迫行為前後的焦慮分數變化、花費時間。

2. 歸納出所有引發強迫行為的刺激或情境，並評量每一個引發刺激或情境的焦慮分數：焦慮分數的範圍為 0 分（完全平靜、

沒有任何不舒服）至 100 分（非常沮喪、焦慮到極點）。

3. 由低分至高分，依序排出「引發強迫行為的情境階層表」。

4. 選擇焦慮最低階層的刺激或情境，開始進行「暴露不反應法」練習，並記錄焦慮分數的變化情形。

5. 達成後，再逐一上升焦慮階層，並配合認知治療與家庭治療，以強化「暴露不反應」的練習效果，直至焦慮階層最高的刺激或情境。

　　本章以下節次，乃是以一個實際案例來說明如何進行行為治療，筆者先簡介該案例的基本資料，以利讀者的閱讀：

　　　　阿雄（匿名）是 36 歲的已婚男性，身高 175 公分左右，衣著非常整齊乾淨。高中畢業，目前自己開設小公司，與太太共同經營。語言表達能力佳，個性較具控制慾、完美主義，習慣自己解決問題。目前主訴症狀是：重複檢查大燈、門把、後視鏡之調整開關；不敢隨便開抽屜或工具箱；洗澡、盥洗時重複確認牙刷、刮鬍刀是否仍然存在……。

　　　　凡此種種，焦慮的源頭竟然都是擔心這些開關、鑰匙、工具、物品、牙刷、刮鬍刀等，會因為自己的疏忽而跑到自己的喉嚨，導致哽住而窒息，或者吞到胃裡面而導致需要開刀。其次，則是擔心危險與犯錯，

158

所以會不斷地重複檢查……。（摘自筆者的治療紀錄）

◆ 觀察每日強迫行為的出現情形

　　行為治療的第 1 個步驟，就是先學習自我觀察強迫行為出現的情形，以 1 週為紀錄的時間單位，包括日期、時間、引發情境、所執行的強迫行為、強迫行為執行前後的焦慮分數、執行強迫行為的時間，患者一定要詳實記錄每次強迫行為出現的前因後果，將來才能充分了解患者於每週或每日的生活作息中「哪些刺激行為是引爆點」、「一般如何進行強迫行為以解除焦慮」、「所花費之時間長度為何」以做為日後行為治療的主要項目，其中焦慮分數的評定乃是以 0 分至 100 分為度量尺度，評量強迫行為前後主觀的焦慮分數變化，而前後焦慮分數的差距就是患者為何進行強迫行為的主要原因，因為強迫行為可以讓焦慮或不確定感下降。

　　如表 9-1「重複檢查的觀察紀錄表」範例所示。阿雄在第 1 天中，有 3 個情境出現強迫行為，分別是在洗手台、停車後、就寢前，會突然擔心盥洗用具、大燈開關、異物等進入喉嚨，因此不斷地重複檢查這些用具是否還在原處，甚至不斷吐痰、吐口水。在執行完這些強迫行為後，焦慮分數的前後變化分別是 80-40、80-30、90-20，分數明顯下降，這就是阿雄會繼續執

行強迫行為的正增強物,加上執行強迫行為速度相當快,因此較不容易產生明顯的生活功能障礙。

附錄 1-4 則為空白的「強迫行為觀察紀錄表」,提供患者自行填寫使用,該張表單可自行複製,通常 1 週觀察下來,可能從 2 張至 10 張不等。每個人的狀況不同,有些人強迫行為出現頻率非常高,但是時間非常短;反之,有些人強迫行為出現頻率較低,但每次執行時間非常長。

表 9-1 重複檢查的觀察紀錄表(範例)

時間	引發情境	強迫行為	焦慮分數(前-後)	花費時間(分鐘)
08/06 16:00	在洗手台盥洗時	眼睛重複檢查水龍頭、牙刷、刮鬍刀、肥皂等是否還在	80-40	5 分
08/06 20:00	停完車後	凝視車燈開關、後視鏡開關是否還在	80-30	3 分
08/06 24:00	感覺異物在喉嚨,無法安心就寢	不斷吐痰、吐口水	90-20	40 分
08/07 19:00	喝罐裝可樂後	不斷開冰箱檢查,剛才的吸管是否還在	60-10	10 分
(略)	(略)	(略)	(略)	(略)

註: 焦慮分數:請用 0 分(完全平靜、沒有任何不舒服)至 100 分(非常沮喪、焦慮到極點)的尺度,評量強迫行為前-後的焦慮分數。

◆ 列出強迫行為的引發情境

　　透過 1 週的強迫行為自我觀察紀錄，整理出最常引發強迫行為的刺激或情境，寫得越具體明確，日後越容易執行與評估成效，然後再針對每一項引發的情境或刺激，評定主觀焦慮分數，從 0 分至 100 分。表 9-2 是阿雄重複檢查的引發情境及焦慮分數。由於阿雄評定的分數有許多都是 50 分、60 分或 70 分，為了增進「漸進式暴露治療法」的可行性與效果，治療人員可以和患者進一步討論澄清，以比較出相同分數的兩個刺激情境的差異等級，再給予不同的高低分數，以區別兩者焦慮程度的不同。表中最後一項欄位即是透過討論與澄清後，所修正的焦慮分數。

　　附錄 1-5 是空白的「強迫行為引發情境表」，供患者填寫使用，該張表單可以自行複製使用。如果強迫行為不只 1 項（這是經常發生的），例如：同時具有「重複檢查」、「重複清洗」、「重複問話」、「重複排序」等，則可分別列舉、記錄在不同的表格。

◆ 排出強迫行為的焦慮階層

　　根據引發情境紀錄表中，每項強迫行為的焦慮分數（通常

表 9-2 重複檢查的引發情境表（範例）

具體的暴露情境或標準	焦慮分數 （0-100）	焦慮分數 （修正後）
打開皮夾、收放健保卡、信用卡等，需檢視多次（怕吞下）	70	65
洗手時，洗臉台周邊物件必須檢視多次（怕吞下）	80	85
打開汽車引擎蓋時，須檢查所有有蓋子的零件（怕危險）	70	70
搬動電視或電腦時，拔下插頭或其他配件後，再插上時須檢查多次	70	75
打開抽屜若見到細小物品後，會重複開關抽屜檢查（怕吞下）	60	50
一定要把東西未歸定位或放置安全的地方（怕危險）	60	52
刷牙、刮鬍後，須一再檢視牙刷、漱口杯、刮鬍刀（怕吞下）	60	56
打開汽車行李箱後，要再蓋上深怕沒蓋好，須一再觸摸（怕危險）	70	80
下車後怕大燈沒關好，關車門時會一再查看大燈開關（怕犯錯）	40	30
調整自動後視鏡後，會一再觸摸開關有無歸位（怕吞下）	50	40
換行動電池後，會注視電池良久或觸摸（怕吞下）	60	60
關冰箱後會注視門是否關好或重新開關冰箱（怕犯錯）	30	35
感覺有異物在喉嚨裡，必須不斷吐痰或口水來確定	90	95
寄信前重複檢查，怕遺漏文件（怕犯錯）	50	45
清洗眼鏡後，重複檢查眼鏡的鏡片，是否還在（怕吞下）	80	90

註：　焦慮分數：請用 0 分（完全平靜、沒有任何不舒服）至 100 分（非常沮喪、焦慮到極點）
　　　的尺度，評量引發情境的焦慮分數。

是指如果不去執行，心中焦慮的程度），由低分至高分，逐一排列順序，並填上治療順序。如表 9-3 即是案例阿雄的「重複檢查的焦慮階層表」（強迫行為主題：不斷地重複檢查，怕吞入小東西或發生危險），可以明顯地看出他主觀經驗中從引發較低焦慮的情境或刺激，到引發最高焦慮的情境的序列階層。將來則利用「減敏感法」的原理，從焦慮分數最低分者逐一進行「暴露不反應」練習。附錄 1-6 則是空白的「強迫行為焦慮階層表」，供患者填寫使用，該張表單可依強迫行為種類分類填寫。

◆ 進行難度最低項目的「暴露不反應」練習

準備好「強迫行為焦慮階層表」後，從引發情境最低分的項目開始進行「暴露不反應」練習。一般而言，焦慮分數為 30 分的引發情境是較易練習成功的起點，所謂「30 分」大概是指「我有 70% 的信心，可以克服強迫症；反之，30% 是害怕、不確定的」，如果患者從未接受過行為治療，並且屬於嚴重的強迫行為，為了讓個案在初期有更多成功的經驗，甚至可以從 20 分的項目開始練習。

「暴露不反應」練習的過程中，必須記錄追蹤焦慮分數的變化。一方面「幫助患者證實就算不執行強迫行為，也不會有

表 9-3 重複檢查的焦慮階層表（範例）

具體的暴露情境或標準	焦慮分數 （0-100）	治療順序
下車後怕大燈沒關好，關車門時會一再查看大燈開關（怕犯錯）	30	1
關冰箱後會注視門是否關好或重新開關冰箱（怕犯錯）	35	2
調整自動後視鏡後，會一再觸摸開關有無歸位（怕吞下）	40	3
寄信前重複檢查，怕遺漏文件（怕犯錯）	45	4
打開抽屜若見到細小物品後，會重複開關抽屜檢查（怕吞下）	50	5
一定要把東西未歸定位或放置安全的地方（怕危險）	52	6
刷牙、刮鬍後，須一再檢視牙刷、漱口杯、刮鬍刀（怕吞下）	56	7
換行動電池後，會注視電池良久或觸摸（怕吞下）	60	8
打開皮夾、收放健保卡、信用卡等，需檢視多次（怕吞下）	65	9
打開汽車引擎蓋時，須檢查所有有蓋子的零件（怕危險）	70	10
搬動電視或電腦時，拔下插頭或其他配件後，再插上時須檢查多次	75	11
打開汽車行李箱後，要再蓋上深怕沒蓋好，須一再觸摸（怕危險）	80	12
洗手時，洗臉台周邊物件必須檢視多次（怕吞下）	85	13
清洗眼鏡後，重複檢查眼鏡的鏡片，是否還在（怕吞下）	90	14
感覺有異物在喉嚨裡，必須不斷吐痰或口水來確定（怕吞下）	95	15

註：　焦慮分數：請用 0 分（完全平靜、沒有任何不舒服）至 100 分（非常沮喪、焦慮到極點）
　　　的尺度，評量引發情境的焦慮分數。

什麼可怕的後果發生，因此到最後焦慮一定會下降，進而削弱強迫行為的強度」；另一方面「透過記錄不但可以轉移注意力，而且成功練習後可以立刻增強患者的不反應行為，因而相信自己也可以做到，逐漸增加對抗強迫行為的信心」。

　　表 9-4 為執行「暴露不反應法」過程中，焦慮分數變化的紀錄表。橫軸是時間，通常以「分鐘為單位」，刻度隨患者強迫行為的性質而彈性調整，刻度可能是 1 分鐘、5 分鐘、10 分鐘等，橫軸的最後時間最好是焦慮分數下降至 10 分以下的暴露時間，可能是 60 分鐘、90 分鐘，甚至 120 分鐘（由於阿雄的重複檢查速度非常快，因此特地將表格橫軸的時間的前 10 分鐘加以刻度劃分成 1、3、5、7、9，以利運用）。縱軸則是焦慮分數，尺度為 0 分至 100 分。

　　如下頁表 9-4 上圖為阿雄在「下車後，直接離開（不去檢查大燈開關）」的焦慮分數紀錄表，一開始焦慮分數高達 80 分，暴露 3 至 5 分鐘時，焦慮分數下降至 60 分；暴露 7 分鐘時，焦慮分數下降至 50 分；暴露 9 分鐘時，焦慮分數已下降至 20 分；暴露 10 分鐘時，焦慮分數幾乎已低於 10 分，這時已經成功地完成該項目的第 1 次「暴露不反應」練習。表 9-4 下圖，同理可推，不再贅述。

　　接下來每一天都要繼續重複練習與填寫焦慮分數變化表，直至 1 週後，患者可以直接透過意志力自我監控，焦慮分數幾乎已經從 30 分開始下降時，代表該強迫行為已經成功地被削

表 9-4「重複檢查」在暴露治療中的焦慮分數表

● 暴露作業：<u>下車後直接離開，不再檢查大燈開關</u>

練習時間：<u>8/21 09:30</u>

註：縱軸焦慮分數 0 分表示無焦慮，100 分表示極度焦慮。

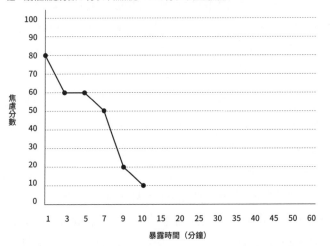

● 暴露作業：<u>調整完動車內後視鏡開關後，不再繼續觸摸開關</u>

練習時間：<u>8/23 18:50</u>

註：縱軸焦慮分數 0 分表示無焦慮，100 分表示極度焦慮。

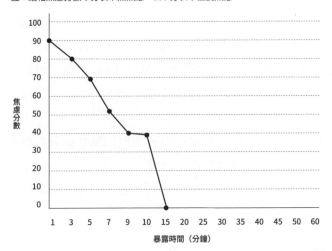

弱，日後再配合認知療法的理性思考，更能有效停止該強迫行為的發生，此時患者一方面因為成功克服重複檢查的強迫行為，而充滿喜悅與信心，另一方面則由於不用執行強迫行為，為生活帶來更多便利與自由。這些「酬賞」（正增強物）讓患者更有信心地面對後續各項強迫行為的「暴露不反應法」練習。

附錄 1-7 則是空白的「暴露不反應法的焦慮分數表」，供患者填寫使用。事實上，在進行「暴露不反應」練習時，每天不只進行 1 個項目，每一項目也不只練習 1 次，練習 1 週後，患者和治療師再次見面時，往往帶來厚厚一疊的紀錄表，極為不便。建議使用時可以縮印，例如：1 頁 A4 印 2 至 4 個表格，甚至正反兩面同時使用。

◆ 逐一上升焦慮階層，配合認知治療，直至最高階層

剛開始為了增加患者的信心，建議不宜給太多練習項目，因為對抗強迫症初期是特別抗拒與辛苦的，畢竟以往出現強迫思考時，都是直接執行強迫行為來緩解焦慮，現在卻不能執行這些行為，因此許多患者會在這個轉捩點出現一些狀況，例如：請假不出席、沒有練習或填寫作業、有練習沒填作業、抱怨困難重重、不知如何進行等等問題。此時治療者需要以更多的耐心一一傾聽，以了解患者的難處，給予情緒上宣洩與抱怨的空間，最後

提供情緒上的同理支持，並就問題逐一尋求解決方法，這個過程是整個行為治療是否能持續與成功的關鍵。反之，如果治療師指責、批評患者初期作業練習的狀況不佳，不但增加患者的自我挫敗感，更使其喪失接受後續治療活動的信心與動力。

治療的進步過程如圖 9-1，橫軸代表治療的時間或次數，縱軸代表進步效果或百分比。首先，圖中的 A 曲線只是一種期望上的進步曲線，不可能進步過程中沒有起伏變化，而且是正比例的直線上升；實際的進步曲線，類似 B 曲線，進步過程中不但會起起伏伏，而且也曲線不同階段也有不同的斜率變化；在「暴露不反應」初期，因為患者過去面對強迫思考帶來的高焦慮，都是直接採取逃避或強迫行為，以快速緩解焦慮，但是現在卻不能執行逃避或強迫行為，而需要習慣化這個焦慮與帶來的不適，對患者而言是非常抗拒與痛苦的過程，因此很容易產生逃避或放棄治療。練習的往往進步緩慢且起伏很大；因此，導致進步曲線呈現起伏很大，斜率較不明顯的現象。

進入中期後，患者開始累積些成功「暴露不反應」的經驗，真正發現焦慮是可以習慣化，甚至下降的，而且沒有原來想像的那麼可怕，於是患者更願意規律的進行「暴露不反應」練習，加上認知治療的活動也開始進行，患者學到更多對抗強迫思考的技巧與方法之後，也就越能有效地減少強迫行為的頻率或次數；因此，進步曲線呈現起伏變小，斜率開始爬升。

進入後期後，患者的成功經驗越來多，改變速度越來越快，

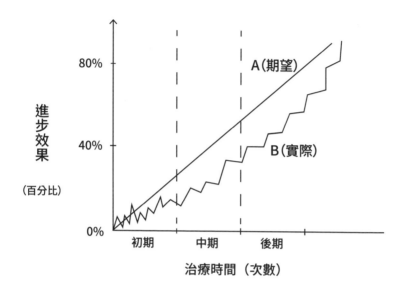

圖 9-1 強迫症的認知行為治療進步曲線圖

猶如骨牌效應一樣，甚至有些患者甚至超越預定進度，自行練習更多焦慮項目；因此，進步曲線呈現起伏更小（進步更穩定），斜率增加甚至出現類似正加速的變化。此時，患者越來越能控制自己的思考與行為，因此逐漸出現得意的笑容、正向的生活態度，以及生活上的許多改變。再者，因為患者不過度執行強迫行為，改以較自然健康的方式減低焦慮，不但帶來愉悅的心情，也讓他有餘力改變生活型態與增加社交活動。如此重大的改變將是患者與治療師最有成就感的時刻。

通常在焦慮階層表中，如果有 80%以上的項目可以成功地執行「暴露不反應」的行為方式，就猶如患者有 80%的機率能控制自己的思考與行為。通常對個案已經產生莫大的正向改變，至於最後的 20%仍然需再花一段時間持續地進行練習。有些患者即使仍有 20%的殘餘症狀，也都能重回職場工作或重返學校就學。藉由轉移注意力、工作所帶來的成就感、壓力管理、調整個性等因素協助之下，有助於患者更快、更有效地達成完全康復的目標。

第 10 章　如何實施認知治療

貝克的認知治療，乃是治療師運用「蘇格拉底式對話」（Socratic dialogue）」，和患者一同找出每一項自動化思考背後的矛盾證據，因而推翻或修正原先錯誤的自動化思考、降低強迫思考的嚴重程度，間接改善焦慮不安的情緒。認知治療一般的策略有下列步驟：「辨認不合理的自動化思考」、「持續記錄平時出現的自動化思考」、「使用蘇格拉底對話等技術，挑戰不合理思考」、「以合理思考進行自我對話」、「循序漸進，不斷地練習與討論」。

◆　辨認不合理自動化思考

首先，治療師必須與患者一同討論強迫症常見的不合理思考或負向的自動化思考，讓患者充分了解這些不合理信念的「名稱定義」與「常見類型」，如表 10-1 所示，詳細內容請參見第 6 章。此時患者經常會說：「對呀！我就是這種感覺，就是這樣想的，我知道這樣的想法不合理，可是又很難不這樣去聯想……」，這就是未來治療師要工作的地方，找出患者此種推理背後矛盾或不一致之處，幫助他摒棄不合理的思考。

表 10-1 強迫症常見的不合理自動化思考

1. 過度估計危險性與傷害性

高估事情的危險性和嚴重性，即使只有極低的機率會發生不幸的事，當事者仍必須保護自己、家人或重要他人。

2. 過度完美主義

相信事情總有完美的解決辦法，做得完美不僅是可能而且是必須的，因此除非我把每件事做到完美，否則它是無法容忍的。

3. 過度要求控制

當事者必須能夠絕對控制自己的想法和行動，如同完全控制日常生活中發生的每一件事一樣，否則是不道德的，或者會導致心理和行為的嚴重後果。

4. 過度責任感

我必須保持警覺，以避免自己會犯下錯誤，因而傷及無辜。

5. 無法容忍不確定性

我必須百分之百的確定每一件事，而且百分之百的確定每件事都是正確無誤的。假如對於任何事有一點點不確定，那將是無法忍受的。

6. 思考和行動的混淆

假如我有一個不好的，甚至想要傷害某人的可怕想法，那就好像我實際上已經去做了

7.「非黑即白」或「全有全無」的思考

事情總是分成兩種極端的結果，不是有就是無，不是黑就是白。

8. 想法的過度重要性
過度強調想法的重要性，而引起自己的焦慮或擔心。

9. 不斷懷疑
懷疑自己可能做出一些違反道德法律或傷害別人他人的行為，即使它沒有意義或不合乎事實。

10. 關於「如果⋯⋯怎麼辦」的思考（水晶球效應）
不斷的擔心未來可能有不好的事情發生，即使它沒有意義或不合乎事實。

11. 迷信的想法
深信某些儀式、顏色、圖騰、數字等，具有特殊的意義（好運、壞運），即使它不合乎事實。

12. 災難性的預言
總是將事情往最嚴重的方向思考，而且認為它一定會發生，即使它沒有意義或不合乎事實。

13. 不尋常的因果推論
物體居然不可思議的出現反常現象。例如：瓦斯爐會自動點火，電冰箱會自動打開、門鎖會自動解開。

14. 其他
悲觀的偏見（個人化歸因）：某些不好的事即將發生，發生的理由都是因為「我」。
無法容忍焦慮：我無法容忍焦慮的狀態，即使是短暫的時間。

◆ 持續記錄平時出現的強迫思考

根據貝克的看法：「無論何時，你只要一經驗到不愉快的感覺，就試著回憶此一感受發生前的想法」，也就是要讓病患學習辨認事件的內涵，因為這些「想法」通常是模糊、不完整、突然發生的，病患很難去終止它們，然而，不論多麼不合邏輯，病患通常無法抗拒，只能毫不保留地接受。因此，必須透過自我觀察，找出這些不合理自動化思考。以下是找出強迫症不合理認知思考的紀錄單。

如表 10-2「強迫思考觀察與矯正紀錄表」所示，自我觀察包括四個欄位，分別是第一欄位：日常生活中特定情境或引發因素；第二欄位：強迫思考（不想要的想法，但是卻無法控制、難以排除）；第三欄位：解釋（病患主觀對於強迫思考的解釋，以及目前主觀的相信程度（0 分至 100 分的評分）；第四欄位：情緒（這樣的解釋方式或思考邏輯所帶來的情緒結果，通常是焦慮、害怕、難過、罪惡等，以及目前的情緒強度（0 分至 100 分的評分）；第五、六欄位則是暫時空白，等待教導各種認知矯正技術後，幫助病患具有能力辨識強迫思考的不合理之處，進而產生合理的解釋與相對的新情緒，後文中將會詳述。

附錄 1-8 是空白的「強迫思考觀察與矯正紀錄表」，供患者填寫使用，該張表單可以改成橫式使用或複製，在撰寫空間上將更合適充裕，剛開始患者可能無法順利填寫，因此治療師

表 10-2 強迫思考觀察與矯正紀錄表 （完成「自我觀察」範例）

自我觀察				認知矯正	
情境／引發因素	強迫思考（不想要的，但卻無法控制、難以排除的想法）	解釋（對於強迫思考的解釋）（相信程度 0 分 -100 分）	情緒（強迫思考所帶來的焦慮、害怕、難過、罪惡等情緒）（情緒強度 0 分 -100 分）	合理的解釋（對強迫思考的合理解釋）（相信程度 0-100）	結果（1. 對原來不合理解釋的相信程度 0 分 -100 分；2. 對現在合理解釋所產生的情緒與情緒強度，0 分 -100 分）
下車後看到大燈及車內各種開關	擔心大燈沒關好，四扇窗戶未關閉緊密	如果未逐項仔細檢查，車子可能沒電無法發動或是被偷（90 分）	焦慮、擔心、緊張（90 分）		
洗完手後，看到洗手台上的東西	擔心牙刷、水龍頭、橡膠活塞，甚至化妝鏡會吞進肚子裡	如果喉嚨或肚子怪怪的，一定是我把它們吞進去了（90 分）	焦慮、緊張（90 分）		
打開抽屜，發現抽屜裡的東西好像改變了位置	認為抽屜內的物品，已經吞入口中了	我可能為胃痛，甚至需要開刀（80 分）	害怕、焦慮（80 分）		
正在刮鬍子時	擔心刮鬍刀在嘴巴附近移動時，刀片會剝落誤入口中	刀片會刮傷喉嚨，甚至導致我窒息（90 分）	害怕、緊張（90 分）		
擦眼鏡時，重複來回擦拭左右兩邊的鏡片	擔心擦拭久了，鏡片可能會脫落掉入口中	可能會卡住喉嚨導致窒息，或者割傷喉嚨或食道（80 分）	擔心、害怕（80 分）		
（略）	（略）	（略）	（略）		

務必要在治療室中引導患者填寫 1 至 2 項，讓患者學會觀察與分析自己的強迫思考，因此鼓勵患者盡量清楚明確地填寫，如此在進行「蘇格拉底對話」等技術時，才能清晰有效地幫助患者找到自己思考邏輯上的矛盾或不一致。

◆ 使用各種認知矯正技術，挑戰不合理思考

一、基本原理

　　乃是治療師運用「蘇格拉底式對話」（Socratic dialogue）、向下追問法（downward arrow technique）等認知矯正技術，和個案一同找出每一項自動化思考背後的矛盾證據或不合理之處，因而推翻或修正原先錯誤的自動化思考、降低強迫思考的嚴重程度，間接改善焦慮不安的情緒。

二、重要挑戰邏輯

　　每種心理疾病或是認知治療師，提出來的挑戰邏輯皆不盡相同！但是原理都一樣，例如：大視框角度、其他可能的事實、挑戰絕對性、重新歸因、去災難化（what……if 技術）、挑戰二分法、角色扮演、成本效益分析（阻力助力分析、優缺點分析）……等。目的都是指認出患者原有的想法或思考邏輯，有

多麼武斷、荒謬、誇大等不合理之處，因而修正成較合乎常態、一般事實的思考。以下列舉筆者認為最簡單實用的六種挑戰邏輯，其餘則可參考相關書籍。

1. 證據檢驗（檢查證據）

定義：挑戰不合理想法或認知扭曲中最有效的方法，就是去檢查支持或推翻這些想法的證據，來驗證這些擔心或想法是否合理，包括過去的經驗、他人的經驗、科學常理⋯⋯等。

舉例：假如你認為觸碰掉到地板的東西是件很糟糕的事情⋯⋯你可以試著回想，過去你曾經撿起掉到地板的東西，有沒有什麼事情發生？你有沒有在這次經驗中存活下來？難道每次就一定會發生可怕的結果嗎？

2. 分析發生的機率

定義：客觀去分析（計算）實際上發生可怕結果的機率，並沒有的主觀想像中的那麼高。

原理：$P(A \cap B \cap C \cap D \cap E\cdots) = P(A) \times P(B) \times P(C) \times P(D) \times P(E)\cdots$

舉例：如果我用了公共廁所⋯⋯

　　　→我的手沾到很多病菌（$P(A)=1/10000$）

　　　→病菌在我體內繁衍（$P(B)=1/10000$）

　　　→引發我感染生病（$P(C)=1/10000$）

→吃藥無效，需要住院治療（P(D)=1/10000）

→病情惡化、無法控制，最後急救無效（P(E)=1/10000）

P(A)×P(B)×P(C)×P(D)×P(E)= 1/100000000000000000000

3. 與他人比較（別人觀點）

定義：要改變不合理或扭曲的想法，他人觀點的加入是
一個很有效果的方式，讓自己從他人觀點來看這
樣的情形，也可以幫助改變無現實感的信念。

舉例：「別人是如何看待這件事？（如東西掉到地版上、
摸到廁所的門把）」、「別人都是如何來處理呢？
（如何判斷是否需要洗手？洗手的方式標準）」。

4. 比對科學常理

定義：這些會發生嚴重後果的想法或自動化思考？以
目前醫療知識、因果定律、科學研究……等常理
而言，可能會發生嗎？發生的機率已經非常高了
嗎？這是挑戰「迷信」最好的一種方法，也是一
種「證據檢驗」的方式之一。

舉例：看到出殯的隊伍，我就要馬上洗車、洗澡、丟掉
衣服→否則會沾到不乾淨東西，導致厄運或家人
生病。詢問：「有這樣的研究報告或證據嗎？」、
「警察與衛生研究單位，有這樣警告嗎？」

5. 找出反例（黑天鵝效應）

定義：尋找反例，就是證明這一個長期、自動化的不合
理想法是無效論證的方法。從日常生活的角度來
說，反例的存在就是告訴我們長久以來自以為是
的推理，其實是錯的，又稱為：「黑天鵝效應」。

舉例1：只要摸到地板的東西，就會感染病菌，導致肚
子痛生病……詢問：「有沒有曾經摸到地板的東
西，但卻沒事的情況呢？」

舉例2：只要出門前，沒有依照自我儀式進行水、電、
瓦斯的檢查，一定會發生意外嗎？詢問：「是否
曾有急著出門，因此只能匆忙檢查水、電、瓦斯，
但結果無事發生的情況呢？」

6. 假設驗證（行為實驗）

定義：設計一些小實驗，用以驗證自己的不合理想法是
否正確或其真實性如何。比方故意做一些沒有達
到自己完美標準的行為（例如：故意在工作上犯
一些小錯、說錯事、或讓房子變髒……等），看
看會是否會發生預期害怕的結果，便可從中學習
或意識到此類「標準」是否真的必要。

舉例1：擔心如果接觸過同性戀者的東西，我就會感染

愛滋病毒。詢問：「故意去碰觸同性戀者的東西，再看其結果，是否有情況發生。」

舉例2：擔心如果沒有每天清潔和消毒玩具，家中的幼兒一定會被細菌感染或生病的。詢問：「故意改成兩天再清潔、消毒玩具一次，看孩子是否就被細菌感染或開始生病。」

三、常用的認知矯正技術

（一）蘇格拉底對話

蘇格拉底式問話又稱為「問答式問話」、「產婆法」、「詰問法」，是一種藉由對話澄清彼此觀念或思考的方法。貝克將此種技術列為認知治療法中，改善個案不合理思考的主要技術。

治療師和協助個案一起去找出每一項自動化思考背後的矛盾證據，因而推翻或修正原先錯誤的自動化思考、降低非理性思考的的相信強度，因而帶來焦慮情緒的改善。

蘇格拉底對話，透過「定義用語」（definition）、「推理過程」（inference）、「根據事實」（facts）等三個步驟，以協助當事人體會想法和情緒間的不一致關係，進而澄清並更正自己的想法。舉例說明如下：

1. 定義用語（defining your terms）：

原理：要求患者將自身所用的詞語或關鍵詞，定義清楚，

以澄清概念。

範例：

患　　者：我擔心自己會將很多東西，都吞進去。

治療師：具體地說出「有哪些東西」？

患　　者：像肥皂、鏡片、刮鬍刀、水龍頭、後視鏡調整開關、抽屜的文具等。

治療師：「吞進去」是什麼意思？

患　　者：吞進去就是指我擔心一不注意，這些東西就會從嘴巴吞進去，結果卡在喉嚨裡或跑到胃裡面。

治療師：所以你認為鏡片、刮鬍刀等東西，會趁你不注意時，吞進去卡在喉嚨或胃裡面？

2. 確定規則（deciding your rules）

原理：分析患者推理的過程，以檢驗推理過程背後的規則或信念，是否有所偏差。

範例：

治療師：你怎麼發現這些東西會吞進嘴裡去呢？

患　　者：我只要開抽屜、下車或盥洗完，看不見那些東西，我就會擔心。

治療師：擔心些什麼？

患　　者：它們會跑進我的嘴裡去。

治療師：接下來，可能會發生什麼事情？

患　者：我擔心東西卡在喉嚨會讓我窒息，或是卡在胃
　　　　裡導致需要開刀取出。

治療師：你覺得最嚴重、可怕的後果是什麼？

患　者：我可能會窒息或開刀失敗死掉。

治療師：你可以接受這個結果真正發生嗎？

患　者：當然不行，所以我必須不斷地檢查，確認那些
　　　　東西都還在原處。

3. 找出證據（finding your evidence）

原理：根據事實，找出證據，來檢驗患者的規則或信念
　　　是不合理的，需要加以修正。

範例：

治療師：你看不見這些東西，就覺得它們跑進嘴巴裡了？

患　者：對呀！我就是這樣認為。

治療師：你有親眼看到東西飛進嘴巴，或是親手拿著這
　　　　些東西放進嘴巴裡面嗎？（證據檢驗）

患　者：沒有看過，我更不可能自己把它們放進嘴裡。

治療師：這些東西都比嘴巴還要大，而且奇形怪狀，如
　　　　果要跑進嘴裡面，你會不會看到或得讓嘴巴張
　　　　開？

患　者：我當然會阻止它們飛進我嘴裡，更不可能把張
　　　　開嘴巴把它們吞進去。

治療師：所以，你絕不會把它們吞進去。

患　者：當然，絕對不允許。

治療師：其次，像肥皂、鏡片、刮鬍刀、水龍頭、後視
　　　　鏡開關、抽屜裡的文具等等，這些東西有可能
　　　　自動飛到你嘴裡面去嗎？（**科學常理**）

患　者：當然不可能，它們又沒有超能力，可是我還是
　　　　會擔心……。

治療師：擔心是正常的，因為強迫思考通常是不合理的，
　　　　但是你必須知道它們是不可能發生的。

患　者：你的意思是……那只是一種擔心的感覺，實際
　　　　上東西不會有超能力，我也不可能吞進這些東
　　　　西？

治療師：完全正確！那是強迫症的聲音在作祟呀！

患　者：對呀！很有道理，怎麼可能看不到東西的蹤影，
　　　　就表示東西飛進嘴裡面，這根本是無稽之談。

治療師：最後，如果你把這種擔心的想法告訴你的家人
　　　　或朋友，你覺得他們會怎麼來看待？或是他們
　　　　會相信嗎？（**與他人比較**）

患　者：嗯～我猜他們一定覺得我想太多了、無聊、甚
　　　　至說我是神經病，叫我去看精神科吧（哈哈）！

治療師：你自己說著說著都笑出來了，那代表什麼意思？

患　者：我自己現在想想，也覺得太怪異，根本不可能

發生。我以後不要再去相信這種怪異的推理了。

（二）向下追問法

　　向下追問法（downward arrow technique）即是蘇格拉底對話的一種運用，主要功能在於幫助患者找出隱藏在強迫思考背後真正懼怕的隱憂，以進一步澄清那根本是杞人憂天，不可能發生。

　　個案強迫思考的邏輯推理過程充滿許多不合理的自動化思考，例如：「誇大嚴重性」、「過度類化」、「過度控制與完美主義」、「不尋常的因果推論」等等，實際上這些強迫思考根本不可能發生，或者發生機率微乎其微，因此毋需白白耗費時間與精力。

　　表 10-3 即是「向下追問表」的範例，其施行技巧在於患者通常擔心一些事情「萬一發生……」，因此如果這項擔心的「命題」真的發生，接下來會發生什麼事情？治療師只要不斷重複「如果這件事情真的發生，然後你會……」的問句，患者就會將自己的推理過程逐步地分析出來，甚至可以挖掘出自己對於命題背後真正害怕的後果為何。

　　根據筆者的實務經驗發現，最後患者往往擔心財產損失慘重，或是事情幾乎嚴重到令人活不下去。例如：表 10-4 的例子，荒謬又不合理的邏輯推理—「如果洗完手後，只在水槽吐一次

而不重複地吐，最後將導致痰卡在喉嚨或腹痛，而我會死」。

　　接下來與患者一起討論，使其認清這樣的邏輯推理屬於「過度強調想法嚴重性」的不合理思考型態；其次與患者一起討論這個思考邏輯上的問題為何，如「為什麼嵌住、固定住的東西會向上移動」、「出現擔心的想法，為何就一定真的會發生」；再來則是協助患者如何轉移或減少這些不合理想法，例如：「洗手時，眼睛不要固定看同一個位置或哼哼歌轉移注意力」、「告訴自己這是強迫思考，不要隨它起舞，繼續去做別的事情」；最後，與患者討論是否有何替代性或較合理的想法，譬如說：「如果因為想像水龍頭及水槽塞子就能自行飄移，那麼自己豈不是有特異功能？何況事實證明，即便使出渾身解數，也不可能將水龍頭拆下」或是「水龍頭不可能自己鬆開來，更何況它太大，塞不進嘴巴，就算要塞進去，自己也會有感覺。」

　　附錄 1-9 是空白的「向下追問表」，供患者填寫使用。剛開始患者可能無法順利填寫，甚至害怕去想像「如果真的……接下來會怎樣……」，因此治療師務必在治療室中引導患者填寫，讓患者學會觀察分析自己邏輯思考的過程，當患者完成向下追問之後，通常會非常驚訝地覺察，甚至了解自己思考的荒謬與不合理性，此時治療師必須強化患者合理的思考邏輯，貶抑不合理的思考，以幫助患者學習，並習慣使用新的思考邏輯。

表 10-3 向下追問表（範例）

↓如果……<u>我洗完手，只在水槽吐一次痰</u>

↓然後，我就……<u>覺得喉嚨還有異物</u>

↓然後，我就……<u>覺得會吞下水龍頭</u>

↓然後，我就……<u>覺得它們卡在喉嚨</u>

↓然後，我就……<u>導致我無法吞嚥口水或呼吸</u>

↓最糟糕的情形是發生什麼事？

<u>嚴重窒息，緊急送醫</u>

↓它會帶來何種嚴重的生命威脅或是財產損失？

<u>緊急開刀，產生嚴重後遺症，甚至開刀急救無效，導致死亡</u>

Q1：這屬於何種不合理自動化思考：

● 過度強調「想法」的危險性與傷害性

● 想法和行動的混淆（魔術性思考）

Q2：您覺得這個思考邏輯上的問題為何：

● 我從來沒有看過水龍頭會自動脫落，往我嘴巴飛過來（**證據檢驗**）

- 水龍頭自行脫落，往我嘴巴飛，我又打開嘴巴，還將其
  吞入，此番連續動作的機率實在微乎其微（**分析發生機
  率**）
- 這種想法講給別人聽，人家根本不會相信（**與他人比較**）
- 嵌住、固定住的東西不可能會自己脫落、向上飛起（**科
  學常理**）
- 我曾經出門忘記檢查，回家時水龍頭還是固定在哪裡（**尋
  找反例**）
- 我故意用力去拔拔看，根本無法鬆動它，所以不可能自
  行鬆脫（**行為實驗**）

Q3：下次再出現這種想法，有何替代性或較合理的思考方式：

- 如果會因為想像，而讓水龍頭及水槽塞子自行飄移，那
  自己豈不是擁有特異功能？何況事實證明，即便自己使
  出渾身解數，也不可能將水龍頭拆下。
- 所以，這是強迫思考在欺騙我，而非是事實，我不要相
  信它！我要立刻中止這些想像，繼續去做該做的事，以
  免又掉入強迫思考的循環裡。

（三）思考中斷法

當強迫思考的影像或衝動出現時，往往讓患者非常焦慮害怕，因此，除了蘇格拉底對話、向下追問法外，還有一種更簡單快速的控制方法—思考中斷法（thought stopping）。那就是每當這些強迫思考出現時，治療師或患者可以大聲拍掌或大聲喊「停」，幫助個案終止這些不必要的想法，讓注意力回到原訂的活動行程。如果有效，則可逐漸減低音量，甚至可以不出聲直接透過內在喊話與自我暗示，達到停止思考、轉移注意力的目標。有時也可以在手腕上戴橡皮筋，當那些強迫思考出現時，便用橡皮筋彈自己，讓疼痛提醒患者不要將注意力放在強迫思考上，因而停止、轉移強迫症思考。範例如下：

1. 治療師引導：

想像自己正經過廟宇，心中冒出自己褻瀆神明或對神明不敬的念頭……，並請說出所有擔心、害怕的情況……。此時，治療師大聲喊「停」或請患者跟著大聲喊出「停！不要再想了！」然後，請患者起身離開座位，走出門外再進來。

2. 患者自助：

當自己手上戴著橡皮筋外出時，如果看到廟宇或神像，心中冒出對神明褻瀆或不敬的念頭時，就在心裡大聲喊：「停！那是不可能的，那只是強迫症在騙我，我不要理它，我要當個

正常人……」如果還是沒效，便不斷地用橡皮筋彈痛自己，提醒自己「這是不可能的，不要再想了，趕快離開……。」

◆ 以合理思考進行自我對話

　　當針對多項強迫思考進行各種認知矯正技術後，患者已經越來越能觀察自我的思考邏輯，不但能指出它屬於何種不合理自動化思考（表 10-1），並知道如何反駁或質疑其矛盾之處。因此下一階段，即是要幫助患者學習「隨時監控自己的強迫思考，並且使用合理思考取代」，表 10-4 是「強迫思考觀察與矯正紀錄表（完成「認知矯正」範例），表格中的前四項欄位和表 10-2「強迫思考觀察與矯正紀錄表（完成「自我觀察」範例）」是一樣的。

　　第五、六欄位則是實行「蘇格拉底對話」、「向下追問法」與「思考中斷法」後所增加的欄位。第五欄位「合理解釋」是指針對先前的不合理解釋，在了解其荒謬與矛盾之處後，個案所做的替代性或合理反應，以及目前對合理反應的相信程度（以 0 分至 100 分評量）；第六欄位「結果」則是指：對於原來想法的相信程度，以及目前做出合理反應後，衍生出何種新情緒反應以及該情緒反應的強度（以 0 分至 100 分評量）。

　　日後在治療與練習過程中，患者也必須經常拿出「強迫思

表 10-4 強迫思考觀察與矯正紀錄表 （完成「認知矯正」範例）

自我觀察				認知矯正	
情境／引發因素	強迫思考 (不想要的，但卻無法控制、難以排除的想法)	解釋 (對於強迫思考的解釋) (相信程度 0 分 -100 分)	情緒 (強迫思考所帶來的焦慮、害怕、難過、罪惡等情緒) (情緒強度 0 分 -100 分)	合理的解釋 (對強迫思考的合理解釋) (相信程度 0-100)	結果 (1. 對原來不合理解釋的相信程度 0 分 -100 分；2. 對現在合理解釋所產生的情緒與情緒強度，0 分 -100 分)
下車後看到大燈及車內各種開關	擔心大燈沒關好，四扇窗戶未關閉緊密	如果未逐項仔細檢查，車子可能沒電無法發動或是被偷（90 分）	焦慮、擔心、緊張（90 分）	相信自己的眼睛，只要檢查 1 次就好，別人也都是這樣，不要杞人憂天（80 分）	1.60 分 2. 輕鬆多了，比較不會那麼擔心（75 分）
洗完手後，看到洗手台上的東西	擔心牙刷、水龍頭、橡膠活塞，甚至化妝鏡會吞進肚子裡	如果喉嚨或肚子怪怪的，一定是我把它們吞進去了（90 分）	焦慮、緊張（90 分）	我不可能張開嘴讓它們跑進嘴裡，何況不規則的形狀根本進不去嘴巴（70 分）	1.70 分 2. 有比較不擔心、這樣想比較有如釋重負的感覺（65 分）
打開抽屜，發現抽屜裡的東西好像改變了位置	認為抽屜內的物品，已經吞入口中了	我可能為胃痛，甚至需要開刀（80 分）	害怕、焦慮（80 分）	可能只是自己或家人移動過，更何況進入嘴巴前，我一定會有感覺呀，當然就會去阻止（80 分）	1.60 分 2. 比較不那麼焦慮（50 分）
正在刮鬍子時	擔心刮鬍刀在嘴巴附近移動時，刀片會剝落誤入口中	刀片會刮傷喉嚨，甚至導致我窒息（90 分）	害怕、緊張（90 分）	刀片不會自己脫落，而且自己不可能用力張開嘴來讓刀片掉進嘴巴（75 分）	1.65 分 2. 比較不害怕（60 分）
擦眼鏡時，重複來回擦拭左右兩邊的鏡片	擔心擦拭久了，鏡片可能會脫落掉入口中	可能會卡住喉嚨導致窒息，或者割傷喉嚨或食道（80 分）	擔心、害怕（80 分）	擦鏡片時，我又沒張開嘴，怎麼可能進入嘴裡；而且也沒聽說有人發生這樣的事（80 分）	1.40 分 2. 放鬆多了、比較不焦慮（70 分）
（略）	（略）	（略）	（略）	（略）	（略）

考觀察與矯正紀錄表」，反覆地閱讀朗誦，時時提醒自己，一方面，要能夠清楚辨識各種不合理的思考，另一方面也要學習自己找出合理的解釋方式，如此才能有效面對日常生活中各種刺激或情境，進一步找回應有的生活品質。

◆ 循序漸進，不斷練習與討論

　　如果採個別方式進行認知或行為治療，通常以 10 週（次）為一療程，每週一次，每次 60 分鐘。治療方案的內容、每次的單元名稱、治療目標與使用作業的內容大綱可參見表 10-5 所列之項目：

表 10-5 強迫症認知行為治療內容大綱

單元名稱	治療目標	使用作業
第 1 次： 建立治療關係	說明認知行為治療程序、性質，並蒐集案主的症狀、生活、家庭等資料，以進行評估。	1. 強迫症簡介與 Q&A、強迫症家屬如何幫助患者 2. 強迫行為觀察紀錄表 3. 強迫行為引發情境表
第 2 次： 認識強迫症	了解強迫症的主要症狀、成因及如何有效治療等基本概念；其次，向家屬說明他們在治療過程中的角色與功能（支持者、觀察者、督導者）。	1. 強迫行為焦慮階層表 2. 強迫行為察紀錄表
第 3 次： 暴露不反應法 （1）	了解強迫症「暴露不反應法」的原理與效果；針對焦慮階層中治療順序第一項（焦慮分數約 30 至 40 分）的引發情境（trigger），開始進行暴露不反應的作業練習。	1. 暴露不反應法焦慮分數表 2. 強迫行為觀察紀錄表
第 4 次： 暴露不反應法 （2）	繼續針對焦慮階層中治療順序第二項（焦慮分數約 40 至 50 分）的引發情境，繼續進行暴露不反應的作業練習。	1. 暴露不反應法焦慮分數表 2. 強迫行為觀察紀錄表
第 5 次： 暴露不反應法 （3）＋認知 治療（1）	1. 繼續針對焦慮階層中治療順序第三項（焦慮分數約 50 至 60 分）的引發情境，繼續進行暴露不反應的作業練習。 2. 開始進行認知治療，包括認知治療的原理與常見的不合理想法。	1. 暴露不反應的焦慮分數表 2. 強迫思考觀察與矯正紀錄表
第 6 次： 暴露不反應法 （4）＋認知 治療（2）	1. 繼續針對焦慮階層中治療順序第四項（焦慮分數約 60 至 70 分）的引發情境，繼續進行暴露不反應的作業練習。 2. 了解強迫症的不合理想法種類與意義，開始驗證其不合理性（思考邏輯澄清單）。	1. 暴露不反應法焦慮分數表 2. 強迫思考觀察與矯正紀錄表、強迫症常見的認知扭曲型態、向下追問表

單元名稱	治療目標	使用作業
第 7 次： 暴露不反應法 （5）＋認知 治療（3）	1. 繼續針對焦慮階層中治療順序第五項（焦慮分數約 70 至 80 分）的引發情境，繼續進行暴露不反應的作業練習。 2. 了解強迫症的不合理想法種類與意義，開始驗證其不合理性（思考邏輯澄清單）。	1. 暴露不反應的焦慮分數表 2. 向下追問表、強迫思考觀察與矯正紀錄表
第 8 次： 暴露不反應法 （6）＋認知 治療（4）	1. 繼續針對焦慮階層中治療順序第六項（焦慮分數約 80 至 90 分或 100 分）的引發情境，繼續進行暴露不反應的作業練習。 2. 訓練案主覺察強迫思考不合理之處，並進行反駁、轉移注意力或找出合理的替代思考方式。	1. 暴露不反應的焦慮分數表 2. 向下追問表、強迫思考觀察與矯正紀錄表
第 9 次： 自我治療步驟	1. 繼續認知治療與行為治療的作業練習。 2. 學習強迫症自我治療的四步驟八原則、鼓勵正向的內在對話，或製作成提示卡。	1. 強迫症自我治療四步驟八原則 2. 正向的內在對話、錄音稿與錦囊妙計卡
第 10 次： 預防復發計畫	1. 閱讀與討論康復病友的故事，從而激勵自己與學習有效的治療策略與態度。 2. 進行預防復發之討論，幫助個案運用既有技巧與資源，有效面對未來壓力與殘餘症狀。	1. 康復病友的故事分享 2. 強迫症預防復發的重要策略

　　如果患者症狀較複雜或是改善速度較慢，則可增加治療的次數，使總治療週數增加為 20 週或 30 週。其次，由於認知或行為治療過程採結構性方式進行，每次 60 分鐘的認知行為治療活動而言，可包括下列項目：

1. 了解目前的狀態（5 分鐘）：了解本週患者的症狀與生活概況，以及目前的感受、想法或其他相關問題。

2. 討論上次的作業（10 分鐘）：討論作業，包括達成與無法達成的部分。肯定患者的成功經驗，也了解無法達成的原因，探討解決之道或調整作業內容。

3. 進行本次重點（30 分鐘）：包括講解原理（如暴露不反應法或向下追問法的原理）、尋找練習的項目、在診間實際練習或進行想像練習、與患者討論執行時可能遭遇的狀況。

4. 分派作業（10 分鐘）：包括閱讀講義、填寫紀錄單、認知或行為練習等。

5. 評量效果（5 分鐘）：治療師可以馬上藉由「耶魯—布朗強迫症狀量表」，評估患者在治療過程中進步的情形。

　　剛開始施行認知治療，的確無法馬上有效抑制強迫思考或轉移注意力，因此家屬與治療人員一定要循序漸進、逐步增強患者改變的信心，多給予鼓勵與支持，多與患者討論「合理的思考」或是「一般人的思考」，以幫助患者擺脫不合理思考的長久桎梏，重新建構合理思考。因此，初期不論是「強迫思考

觀察與矯正紀錄表」、「蘇格拉底對話」、「向下追問法」、「思考中斷法」，一定要多在治療室中練習填寫與對話，討論各種可能的問題，待確定練習項目、難度或數量是在患者至少有七成以上的信心水準可以完成時，再分派成為正式的作業。

　　強迫思考雖然不合理、無意義，但是它無時無刻都可能出現。如果受強迫思考驅使去執行，只會越來越痛苦、永遠想不完，所以治療師的任務就是幫助患者提早認清、覺察這個「薛西佛斯的迷思」，千萬不要再姑息養奸、中了它的計謀。筆者深深覺得這個「覺察或辨識」是認知治療中非常重要的關鍵點。

薛西佛斯
也瘋狂
強迫症的認識與治療

第 11 章　其他治療選擇

在數十年前缺乏適當的藥物與有效的心理治療模式之時，治療強迫症是一件辛苦的差事。有人認為強迫症就等同思覺失調症，主張用抗精神病藥物治療。其實強迫症屬於精神官能症，可以使用抗憂鬱劑與認知行為治療。其他治療模式包括正念療法、森田療法或其他順勢自然療法，現在比以前有更多的治療選擇。有些頑固型強迫症也可以施行腦部外科手術治療、深部腦刺激術、深度經顱磁刺激術。

◆ 正念療法

正念療法（Mindfulness therapy），顧名思義是應用正念在憂鬱焦慮治療上的一種理論。所謂正念（Mindfulness）是以一種專注、客觀、不評價、不批判的態度，來觀察周遭的人、事、物。正念強調「同在模式（Being Mode）」而不是「行動模式（Doing Mode）」。行動模式的特點包括：用解決問題的方式來處理情緒，仔細思考分析、判斷與比較，尋求問題解決模式，結果導致不停地反芻（rumination）思考。這是強迫症的習慣性思考模式，常常浪費病人很多時間。而同在模式與行動模式非常不同。同在模式的特點包括：可以開放自己，突破頭腦的限制，學著直接體驗世界。將想法視為來來去去的內心事件，如天上漂浮的白雲般，不去抓取，知道就好了。不後悔過去，也不焦慮未來，只活在當下這片刻。脫離頭腦的自動導航系統，讓自己更為察覺，敏銳地跟周遭的人事物互動，不因錯覺而誤判重複做很多反應性的強迫行為。

正念認知治療（Mindfulness Based Cognitive Therapy）強調減少用頭腦去過度思考，多用感官（眼、耳、鼻、皮膚、舌頭5種感官）去覺察事物的本質，跟接觸的人事物保持距離、也不過度認同腦中的強迫思考，回歸當下的實際體驗，做出適當的回應。

應對強迫思考的另一個技巧就是：「想法就只是想法，不

等於事實」，有時強迫症病人太重視強迫思考，擔心萬一它成真該怎麼辦？所以往往不計代價的執行強迫行為以避免不好的事情發生。正念認知治療強調將自己跟強迫思考脫鉤，從主事者變成觀察者，以客觀的態度看著這個短暫、變化的想法，不去認同它，久之就可以逐漸擺脫強迫思考的糾纏了。

◆ 森田療法

森田療法（Morita therapy）也是治療強迫症很重要的方法之一，由日本森田正馬博士在 1918 年所創，他本身深受精神官能症所苦，經過親身的體驗，自創森田理論。

森田理論認為精神官能症的特質既不是器質性疾病，也不是精神疾病，而是對於人性的錯誤認知所引發的精神困擾。有三種類型：第一、一般精神官能症（焦慮症）、強迫精神官能症、不安精神官能症（恐慌症）。原因可分外在與內在因素。外在因素包括身體疾病、搬家、失業、調職、親人去世、結婚等；內在因素是與生俱來的神經質性格、與內在根深柢固的幼弱性、強烈的不安感、人性的錯誤認知等。

森田療法治療的特點包括：1. 不問過去，重視現在；2. 不問症狀，重視行動；3. 生活中指導，生活中改變；4. 陶冶性格，揚長避短。治療原則如下：

一、順其自然

順應自然地接受自己的情緒，以應當做的事為目的去行動。強迫症常有不好的念頭，讓病患很痛苦。其實人非聖賢，每個人都可能有邪念、嫉妒、狹隘之心，這是靠理智、意志所不能改變的。對自己的邪惡的強迫思考採取接受的態度，不去在意，逐漸使自己不再執著於症狀，進而減輕症狀。

強迫行為包括檢查與清洗，可以順應髒的感覺，不要太執著一定要清洗或檢查，逐漸習慣，就可以減輕強迫行為。就像一個人怕臉紅，若每次見到陌生人都擔心臉紅，可能會一直緊張而無法不臉紅，若順其自然接受臉紅的事實，心想：「臉紅就臉紅，管他的！」便會因為自己不在意而不再臉紅了。

二、為所當為

事物可以分成可控制與不可控制兩部分。不可控制的事物煩惱也沒有用，但是就可控制的事物，卻要有所作為。森田療法認為要改變強迫症狀，必須在症狀仍然存在的情況之下，去做應該做的事，儘管痛苦也要接受，把注意力放在生活中有意義的活動上，逐步建立信心，也就是帶著強迫症狀去做日常生活該做的活動或工作。

強迫症患者的主觀世界常常會不斷思考可怕的後果，包括若不去清洗會很髒，以致染病，若不去檢查會有災難等，對恐怖的事情想了又想，在實際生活中又採逃避的態度，所以愈陷

愈深。只有透過實際行動，才會使思維改變，接近正常人。就像不會游泳的人，若不跳入水中，永遠都學不會游泳。

三、放棄以情緒為準則的生活態度，而應該以行動為準則

　　不被不合理的情緒淹沒而動彈不得，而要勇敢行動破解強迫症的謊言。一靜不如一動，讓身體了解不去清洗或檢查不會有嚴重的後果。

◆ 順勢自然療法

一、使用草藥來治療強迫症

　　強迫症的治療通常使用選擇性血清素回收抑制劑（SSRIs）治療。但是 SSRI 對只對約 50% 強迫症患者有效，而且這些藥物有一些副作用，包括：噁心、拉肚子、焦慮、頭暈、昏沉、減低性功能等，某些強迫症患者無法忍受藥物的副作用。對於這些人來說，可能還有另外一種選擇，就是某些保健食品（nutraceuticals）包括：草藥、維他命等。大部分的保健食品沒有完善的研究支持其療效，不過某些研究顯示它們與 SSRI 的療效有相似的效果。

1. 藏（蕃）紅花（Saffron）

藏紅花是有效的天然抗憂鬱藥。2017 年，《伊朗精神病學雜誌》發表了一項為期十週的雙盲研究，該研究將 46 名輕度至中度強迫症患者，並將研究對象分為兩組，一組以每天服用藏紅花 30 毫克，另一組則以每天服用無鬱寧（Fluvoxamine）100 毫克進行了比較。藏紅花組的強迫症評分下降幅度稍大，但兩組差異並不顯著，這意味著藏紅花至少與抗憂鬱藥物的療效相似。

2. 水飛薊（Milk Thistle）

水飛薊是一種地中海的植物，長久以來被中東住民用來治療強迫症。它富含水飛薊素（Silibinin），可以有單胺氧化酶抑制劑（抗憂鬱劑）的效果，可以增加腦皮質血清素的濃度。2010 年 Sayyah et al. 發表在《神經心理藥理學和生物精神病學進展》上的一項雙盲研究，納入 35 位強迫症病人，每天服用 30 毫克百憂解（Fluoxetine）或 600 毫克水飛薊提取物，共 8 週。抗憂鬱藥物和草藥均產生了顯著的改善，兩者之間沒有顯著差異。

3. 南非醉茄（Ashwagandha）

Ashwagandha 也稱為印度人參，是印度阿育吠陀醫學體系中的重要草藥。它已被證明對緩解壓力和焦慮有效，因此研

究人員嘗試將這種草藥與 SSRI 抗憂鬱藥一起服用。在一項研究中，有 30 名患有強迫症的人每天服用 4 次共 6 週，在其 SSRI 中加入安慰劑或加入 120 毫克的南非醉茄根提取物。耶魯—布朗強迫症量表的得分，安慰劑組從 18 下降到 16，而草藥組從 26 下降到 14，表示南非醉茄草藥有更好的改善。

4. 肌醇（Myo-Inositol）

　　肌醇是人體和我們吃的許多食物中發現的碳水化合物。它存在水果、豆子、堅果中。在 1995 年 Levine et al. 首度證實肌醇有治療憂鬱與恐慌症的效果。它對多種激素，神經傳導物質和生長因子的細胞信號傳導中起重要作用。1996 年 Fux et al. 的雙盲研究，給 13 名強迫症病人每天接受安慰劑，或 18 公克肌醇，連續 6 週。結果那些接受肌醇的強迫症病人在耶魯—布朗強迫症量表上的改善更大。

5. 纈草（Valerian）

　　纈草通常是用於治療睡眠障礙的草藥。31 位強迫症成年人的為期 8 週的雙盲研究發現，每天服用 765 毫克纈草提取物，比安慰劑對緩解強迫症的作用更大。

　　以上的療法屬於另類自然療法，雖然研究上有某些療效，但是僅供參考，無法完全取代正式的西醫醫療。強迫症患者或

家屬,請勿因此中斷原先應有的治療。

二、補充自然食品來治療強迫症

　　葉酸與維生素 B12 是神經生長與造血的元素,若缺乏對於身體有危害。一般缺乏葉酸,維生素 B12 的因素包括:長期茹素、腸胃疾病患者（如 Cron's disease、Celiac disease）、某些藥物的副作用、過度飲酒等。導致貧血、身體疲累等症狀,也會出現精神疾病例如強迫症、失智、憂鬱症等。其機轉是葉酸缺乏導致高濃度的同半胱氨酸（homocysteine）,結果阻滯單胺（monoamine）的代謝,導致強迫症、憂鬱症、失智症等疾病。

　　對強迫症兒童的研究也發現維生素 D 含量低。所以,可以補充缺乏的維生素,以改善強迫症。

◆ 腦神經外科手術

一、篩選的條件

　　對藥物、行為治療反應不佳,病情嚴重、功能極差的病人,可以選擇腦部外科手術。現代化的立體定位外科手術,只破壞腦細胞的幾毫米面積,就足以減輕強迫症狀。不過這種手術仍有很多爭議,醫界有見仁見智的意見,術後發表的結果也不一致。

　　病人的篩選條件包括:病情嚴重到已經影響各種生活功能;

已經接受至少 10 週 3 種以上的抗憂鬱劑治療，證實沒有效用；
曾接受 MAOI、Venlafaxine 抗鬱劑治療無效；或抗憂鬱劑合
併鋰鹽、Clonazepam 或 Buspirone、抗精神病藥物的任一種
治療無效；嘗試認知行為治療至少 20 小時的暴露不反應治療。
某些醫學中心會認定至少 5 年的密集治療後才認定治療無效（頑
固性強迫症）。強迫症腦神經外科治療的篩選條件，詳見表
11-1：

表 11-1 強迫症腦神經外科治療的篩選條件

1. 病人符合強迫症診斷。
2. 病程超過 5 年。
3. 疾病讓病人非常痛苦。
4. 疾病讓病人的社會心理功能降低。
5. 現有的治療無效或因為無法忍受副作用而停止。
6. 預後不良。
7. 有病人知情同意書（informed consent）。
8. 病人同意參與手術前的預備活動。
9. 病人同意參與手術後的復健活動。
10. 有醫師願意接受術後的轉介與長期照護。

二、手術的類型

脑部神經外科手術主要是用在頑固型強迫症，使用影像立體定位，誤差可以達 1mm 左右，每一種手術的效果都差不多。其種類包括：尾核下束切斷術（Subcaudate tractotomy）、扣帶束切開術（Cingulotomy）、邊緣葉白質切斷術（Limbic leucotomy）、內囊前支毀損術（Capsulotomy）等。

三、手術的危險性

手術的後遺症包括：感染、出血、癲癇、體重增加等，但是沒有死亡案例。扣帶束切開術半身不遂的發生率是 0.03%，其他 3 種手術沒有這種後遺症。術後癲癇約 1%，可用抗癲癇藥物控制。內囊前支毀損術會讓體重增加，智能沒有改變，反而會更專注，沒有性格上的改變。

四、術後的治療

術後治療要及早進行，例如行為治療包括暴露不反應法。某些證據顯示剛動完手術的病人不會立即改善，大約數星期到數個月後才會見效，可能是等待手術周邊發生續發性的神經退化代謝改變。

◆ 深部腦刺激術

　　腦部外科手術有一定功效，但也會留下永久的神經傷害，其實用性要打折扣。有時病人接受腦部外科手術的意願也不高，所以深部腦刺激術（Deep Brain Stimulation, DBS）是另一種選擇。

　　它是在腦中植入一種裝置，稱為腦中的節律器（脈衝產生器），以便送出電子的脈衝到腦中特定的地方，使用高頻電流來減弱或去同步（desynchronize）被刺激的腦部位。這種手術不會傷到腦神經，是一種安全的技術，在臨床應用與病人接受度上都比腦部手術高。植入腦內的裝置也可以再取出。

　　這種手術對幾種特定疾病具有功效，例如慢性疼痛、巴金森氏症、抖動、肌肉張力異常症等。美國食品與藥物管理局已經陸續允許深部腦刺激術用在遺傳性抖動、巴金森氏症、肌肉張力異常症。

　　運用在強迫症與憂鬱症治療是比較新的嘗試，並非一定有效，但對於頑固型強迫症是另外一種安全的選擇。通常手術後腦部細胞會腫脹，意識稍微混亂、嗜睡，是正常的臨床表現。在 2 至 4 週後就可以拆線，通上電流調整電量，手術後遺症包括無表情、聽幻覺、強迫性賭博、性慾增加、認知失能與憂鬱症狀等。但上述症狀多為暫時性，只要調整電量就可以減少症狀。

這種手術的好處很多：1. 比傳統腦部手術較少的永久傷害。
2. 依照治療計畫可以隨時調整電量大小，以便更精準改善症狀。
3. 較少侵犯性，較少副作用，並且可以回復。

發表在新英格蘭內科醫學雜誌，深部腦刺激術的結果顯示，
在 10 個月的治療中，有 18 位頑固型強迫症病人接受下視丘核
的刺激，有一半病人的強迫症改善，並且可以回復正常居家生
活或工作。

對於臨床上已經藥石罔效的病人，腦部手術或深部腦刺激
術不啻是另一種選擇，對辛苦的家屬也是另一種福音。不過治
療並非百分之百有效，也會有某些後遺症，所以在選擇外科手
術治療時，一定要慎重評估，千萬不要一時衝動而後悔莫及。

◆ 深度經顱磁刺激

有少數強迫症病人服用治療強迫症的藥物，例如：選擇性
血清素回收抑制劑有嚴重的副作用，諸如性功能障礙，體重增
加等，所以個案常常在門診詢問有無其他替代的治療方式。

在 2019 年 5 月份的美國精神醫學會學刊上，有一篇
文章談到深度經顱磁刺激（deep Transcranial Magnetic
Stimulation, dTMS）的療效與安全性，這是一項前瞻性多中
心的隨機雙盲安慰劑對照試驗。研究證據顯示強迫症患者是在

「皮質—紋狀體—丘腦—皮質環路」功能障礙，之前的研究顯示深度經顱磁刺激（dTMS）針對內側前額葉皮質和前扣帶皮層有治療效用。

由這個研究結果顯示，扣帶皮層的高頻 dTMS 顯著改善了強迫症症狀，這種治療被認為是對藥物和行為治療沒有滿意反應的患者的另外一項治療選擇。美國食品與藥物管制局（FDA）已經在 2018 年 8 月 17 日核准 Brainsway H7 深度經顱刺激儀器，可以用在治療強迫症。

◆ 其他可能的治療途徑

一、大麻可以治療強迫症嗎？

2019 年 發 表 在 Cannabis 和 Cannabinoid Research 雜誌上的一篇文章，作者探索了針對身體內源性大麻素系統（Endocannabinoid system）的可能性，以緩解強迫症和相關疾病如焦慮，抽搐和衝動控制障礙的症狀。

身體的內源性大麻素系統在調節神經傳導物質有很重要的作用，並且它已經成為治療焦慮、壓力和強迫症的新興藥物開發的重要目標。研究顯示醫用大麻油在其他神經系統疾病中是有效的，因為它可以減少兒童癲癇症的發作，並且減輕自閉症的症狀。

在 2020 年的一項研究中，研究人員檢查了醫用大麻對 87 例強迫症患者的影響。研究結果發現：減少 60% 強迫症狀、減少 49% 侵入性思想、降低 52% 焦慮；含有較高的大麻二酚（CBD）劑量，其強迫行為的減少幅度更大。

少數強迫症病例報告與研究顯示使用大麻二酚（CBD）或其他大麻素治療後症狀有所改善，但需要更多的大規模臨床試驗來評估 CBD 的有效性和安全性，而大麻在台灣還是屬二級毒品，禁止醫療或一般人使用，所以還是小心觀察進一步的發展，不要以身試藥，以免違法添加危險。

二、K 他命可以治療強迫症嗎？

K 他命在 1960 年研發出來，被用在手術的麻醉過程。它在腦部如何運作仍然是個謎，並且有安全性的考量。倘若每天高劑量的使用，會引發膀胱炎，且導致認知障礙，也會有濫用依賴的危險，但是近年被使用在治療頑固型憂鬱症與強迫症，有快速神奇的效果。

2013 年第一個臨床試驗，隨機給 15 位強迫症病人注射 K 他命或安慰劑。注射 K 他命的病人，在 40 分鐘內馬上改善症狀。有一半的病人改善症狀持續約一週。它跟抗憂鬱劑的作用途徑不同，研究顯示 K 他命可以作用在谷胺酸（Glutamate），因而改善強迫症。也有人短暫地使用 K 他命合併認知行為治療—暴露不反應，以求更好的成效。

　　K 他命注射劑是一種新的治療模式，尤其對於頑固性強迫症，給病人帶來新的希望。不過 K 他命容易成癮，並且衛生單位尚未批准上市使用治療強迫症，所以最好謹慎觀察，不要以身試法輕易使用。

◆ 結語

　　大部分強迫症病人在急性期治療可以獲得有效緩解，最後多少還是會留下一些症狀。病友在復健階段除了規則服藥之外，也要學習不在意這些強迫症狀，很多事情都可以順其自然，帶著這些殘餘症狀做自己該做的事情，亦即為所當為，如此才可能逐漸破解強迫症「完美主義」的魔咒。另外，更要正面看待生命，感恩周遭親友，變化自己的心性，讓身邊的支持力增加，免除強迫症餘毒入侵。

第 12 章　家屬學校如何幫助患者

　　家屬可以幫助強迫症患者規律地服藥就診，甚至可以幫助他們減少強迫症症狀。但首先家屬必須先了解強迫症的本質、病程、治療途徑與資源等。很多家屬在家人罹患強迫症之初，不明白強迫症是一種疾病，總怪罪家人「故意」窩在浴室洗澡，浪費瓦斯，他們認為只要病患改變彆扭的個性就好了，因此病患與家屬常常吵成一團。如此緊張的互動關係對患者的病情不但沒有幫助，反而可能成為症狀緩解過程中的重大阻礙。

　　其實想要幫助罹患強迫症的家人有其方法可循，以下提供一般成年病患與未成年病患家屬的協助原則。

◆ 一般成年病患家屬的協助原則

1. 學習了解與接受強迫症

　　了解敵情，才能克敵致勝。因此家屬協助患者的第一步就是吸收知識，了解強迫症的病因與治療方法。當您具備越多相關知識，就越有可能為生病的家人提供幫助。現今網際網路資源豐富，只要鍵入「強迫症」、「OCD」或是「obsessive-compulsive disorder」，您就能得到為數眾多的相關資料。正如您學習騎腳踏車一般，不可能一開始就能騎得很快，嘗試收集資料、學習新知也需要一段適應期。充分了解強迫症，將使您更能理解包容罹患此症的家人，改善家庭關係，間接地為患者症狀的緩解奠定良好基礎。

2. 不要自責也不要咎責

　　罹患強迫症不是患者的錯！強迫症更不是因撫養態度錯誤，或夫妻失和而引起的疾病。有些父母親因為孩子罹患強迫症而自責，他們想：「為什麼同一對父母、同一環境下撫養長大的3個孩子，怎麼偏偏其中某一個人得強迫症呢？假如不是我教養有問題，那是什麼引起的？」其實目前較好的解釋是某些遺傳基因發生變異，或腦部某些部位運作失當導致罹患強迫症的主要原因，其次後天的完美個性、敏感體質、壓力因應模式，也都是相關的促發因素。

3. 學習分辨代表強迫症的訊息

強迫症的訊息包括：重複做某些動作或事情（重複強迫行為）；不斷質疑自己的判斷，必須別人不斷地的保證；要花較長的時間才能完成簡單的工作；持續性地處事步調緩慢；擔心小事情或細節；對小事情的情緒反應劇烈；日常生活變成是一種負擔；出現逃避行為（例如：請家人幫忙鎖門、清洗等）。記住上述症狀並不是患者的個性使然，而是疾病的結果。若症狀嚴重就必須尋求精神科醫師診斷或心理專業人員協助，這是幫助家人最快速、有效的途徑，千萬不要諱疾忌醫、延誤病情。

4. 依照治療計畫，限制病患的強迫行為

強迫症是很頑固的疾病，唯有醫療人員跟患者立下約定，才能讓病患遵行認知行為治療的功課。家屬可配合醫囑，要求患者減少強迫行為，對患者的情緒保持敏感，但盡量不要被捲入患者的儀式行為（例如：不斷地要求保證）。在病患狀況「好」的日子裡，遵守約定，堅定地協助病患抗拒儀式行為或減少逃避行為；在病患狀況「壞」的日子裡，就不必要求太多，除非患者的強迫症狀已經危及生命安全。

5. 建立強而有力的家庭支持系統

增加家人對強迫症的了解，避免批評、試著接納患者，但謹記接納和了解不代表允許強迫行為。亦即：「對強迫症說不，

但不是對家人說不！」，唯有用接納支持取代批評、責備，才能讓生病的家人處在安全的環境中，持續地改善強迫症症狀。

6. 在壓力情境下考量您對患者的期待

強迫症是起伏不定的疾病，有時壓力過大會導致強迫症狀惡化，所以家屬千萬不要急於一時，作法上要有彈性。當壓力大時，不要過度要求患者一定要做得多好，而是先平安度過這段身心壓力期，等到壓力減低時，再要求對抗的練習、減少強迫行為的頻率。

7. 不要跟別人比較

您要依據患者的能力來評量進步的程度，不要與其他強迫症患者比較。重視患者「小小的進步」，幫助患者學習以較合乎實情的「內在尺度」來評量自己進步的程度。患者可能會說：「自己又回到原點了！」，有時雖然強迫症本身看起來似乎進步不明顯，但實際上他在人際適應、家人互動、情緒調適上卻是穩定的進步，這也是一種強迫症進步的先行指標。總之，不要天天比較病情的變化，因為強迫症的病程本來就是起起落落的。

8. 保持正常的居家生活作息

盡量不要讓強迫症狀影響家庭功能，因為家中日常生活的

常規與結構可以減少儀式行為，並可以鼓勵患者接觸想逃避的事物。例如：不要因為患者洗澡過久，所以讓患者先洗，以致其他家人必須半夜才洗澡；也不要因為患者無法順利出門，全家就取消所有的外出活動與休閒安排。這樣反而導致患者出現更多的逃避行為，也間接影響家庭功能的正常運作。

9. 家人的個人時間與自我照顧是很重要的

照顧患者很辛苦，若整天陪伴患者，久而久之可能把自己的健康、社交生活也賠上了。為了走更長遠的路，家屬擁有自己單獨時間、適時自我照顧是很重要的，例如：外出逛街購物、看場喜歡的電影、建立自己的運動習慣等等，因為整天守候在患者身邊，看著那些強迫症狀，掙扎在幫不幫的困境中，難免也會失去耐心或充滿無力感。

10. 鼓勵患者規律地服藥

規律地服用藥物對穩定病情有很大的幫助，所以家人要確定患者是否規律地前往門診拿藥，藥物治療的效果如何，有無藥物副作用。如果患者不願意服藥或對藥物有很多汙名化見解，一定要多跟患者澄清討論，必要時可以陪伴患者前往看診，以便跟主治醫師詳細討論服藥的擔心與問題。

◆ 未成年病患家屬的協助原則

建立一個安全、可以信任的居家環境，讓孩子可以接受您的協助。這並不是幫孩子拿掉痛苦，而是創造一個可以安全表達強迫症的地方，為孩子指引出離開強迫症的新途徑。

走出強迫症迷宮的途徑是「面對」強迫症所產生的「恐懼」，也就是讓孩子知道不做強迫儀式還是可行的。目標在於傳達一個意念：焦慮只是不舒服而已，並非無法承受。

一、建立一個安全的環境

1. 接受孩子的恐懼而不追究原因

一個安全的環境並非保證孩子沒有害怕，而是讓他們可以自由地表達自己的害怕，並且獲得幫助。其實表達害怕，讓情緒有出口，對孩子是有幫助的。若累積情緒反而會導致憂鬱或恐慌。「接受」孩子的害怕意思是了解孩子的困境，以及了解其不合理思考的內容。所以一旦孩子說出強迫症症狀的背後原因，與其不以為然地說：「為何你要害怕？勇敢一點！」，倒不如表達支持性地詢問：「強迫症如何讓你害怕觸碰油汙？」、「強迫症告訴你什麼？」

2. 讓你的孩子跟上治療的腳步

不要成天緊張兮兮地、無時無刻監視孩子的強迫症狀。要孩子做這個，不做那個！例如：「趕快去做認知行為功課，不然你的強迫症不會好的！」、「你趕快出來，不要再洗了！」、「你總是不認真做治療，為何全家就只有我在意這個治療？」

比較好的方式是：讓孩子主動地學習如何克服強迫症，唯有從逐步學習當中累積成功經驗，孩子才有自信願意主動對抗疾病。畢竟強迫症是一個慢性疾病，父母親不必急於一時，俗語說：「食緊挵破碗」就是這個意思。

其實讓孩子知道如何從威脅比較小的症狀開始著手改善，是非常重要的！成功的經驗是有力的促進者，逐步建立孩子的信心，以便迎接未來更大的挑戰。倘若孩子無法符合你的要求，請你改變策略，不要逼他，直到他可以自己區辨強迫症狀之後再做要求。

若孩子感覺到你在掌控他的治療，很有可能會有叛逆的舉動，不配合治療，以致兩敗俱傷！其實父母親不必像警察捉小偷般，整天監控孩子的強迫症症狀，應該卸下「糾察隊」的角色。這樣才有助於改善孩子的症狀，也能緩和親子關係。

二、提供安全的環境，讓情緒有出口

「安全」的環境意指提供一個孩子可以表達害怕與挫折的

環境，使他們願意做新的嘗試。孩子在學校可能因為強迫行為被同學嘲笑，功課也因此跟不上，所以在家中要讓孩子傾吐所有不愉快與挫折。有時，父母親太神經質，將孩子所有的強迫性表現當做災難般看待。其實孩子的強迫症症狀本來就會起起伏伏，這是正常現象，不要太緊張。

1. 孩子有表達負面情緒的空間

當你的孩子哭泣、沮喪時，千萬不要恐慌，先釐清他是因已解決問題喜極而泣或是為了陷入困境而哭。孩子表達挫折時，父母親要學會專心地傾聽，而不是一昧地建議。有時只要孩子感受到父母親傾聽的態度，他們自然有解決問題的方法。

有時孩子會因為症狀起伏而貶抑自己的進步。這時父母親就要以支持的態度，告訴孩子進步並非一條平順的曲線。讓他了解在狀況不好時，不要太要求自己，就順著強迫症的要求做就好，等到狀況比較好時再與病症戰鬥。孩子對抗強迫症的結果常常是生氣與挫折，父母親可以充當安全的出氣桶，讓孩子發洩緊張的情緒。有時可以主動問他們：「今天你有沒有對誰生氣？」、「今天要怪罪誰？」這些問句常常可以劃破緊張，讓孩子輕鬆一些。

2. 孩子有沈默不講話的空間

有些母親會因為孩子不跟她講話而感到挫折。其實安全環

境的意涵是接受孩子的自主性與規律性，有時孩子並不如妳想像會說一大堆話。千萬不要指責他：「你總是不跟我講話！」倒是可以試探性地邀請他：「可能媽媽比較嘮叨，但是你是不是可以將上課的情況講清楚一點？」或許孩子仍然不願意講清楚，但是他不會因此覺得你在生氣而感到挫折與自責。

3. 有犯錯與嘗試新行為的空間

當你發現自己陷入挫折的深淵、痛苦難當，其實是期望過高使然，也就是你期望可以克服強迫症，並且一定要成功，但孩子卻無法達到你的預期。當你的孩子很辛苦，因為他沒有犯錯與嘗試的空間。其實行為治療並非一成不變、缺乏人性的，反而應該要有彈性。孩子無法克服強迫症時，除了失敗的挫折感之外，另一方面對父母親失望的反應也影響很大。父母親該如何做？一種選擇是不做任何反應，或你可以回應：「今天真是個難過的日子！是否我可以助你一臂之力？」記住要當孩子的教練必須強調成功的經驗，而忽略失敗的經驗。

4. 父母要對強迫症說不，而不是對孩子說不

生病的孩子會不斷地問父母親，某些事情是否如此？通常父母親總會一再地回答，但是這只是噩夢的開端而已；有些父母親為了配合回答，一夜無法安眠。其實比較好的回應方式是幫助孩子對抗腦部所給予的強迫症訊息：「為何你會有這些質

疑？我現在不要有這些質疑！強迫症請你滾開！」告訴孩子：「你知道答案，只是你的強迫症不讓你聽到，我們必須趕快跳出這個漩渦！」，幫助孩子區別那些擔心是強迫想法不是你真正的想法，更不是真正的事實，因此外化它、忽略它、不要隨它起舞。

三、在父母與孩子之間建立一個安全地帶

有時父母親過度熱忱，反而造成反效果。必須配合孩子的意願，設定對抗進度，千萬不要揠苗助長。

1. 當孩子不跟你談強迫症

父母親有時會使用權威態度，要求孩子一定要跟他們報告治療強迫症的進度，以確認孩子有積極對抗、完成治療作業。但是孩子有時不願意跟父母親談這些話題，因為一談及「強迫症」、「吃藥」、「暴露法」、「治療作業」等相關詞彙，如果當下狀況不好，有時會引發他們很負面的不舒服經驗，這時最好不要用逼迫的方式。其實尊重孩子劃定的界線，可以讓他們覺得安全，等到他們比較有心理能量時，也比較容易和父母去談強迫症的問題。

2. 看見孩子症狀以外的潛力

　　倘若一位緊張、失望的母親，將生病的孩子看成一個很糟糕、無法自理事務的人，並且將自己的失敗也都歸諸於孩子的病，那麼孩子就永遠無法再站立起來。反之，倘若父母可以看見孩子的優點、潛力，並以較正面的態度面對孩子生病的事實，那麼孩子也就更容易有自信。因為強迫症狀只是孩子的一部分，不是等於孩子的全部，他還有樂觀、善良、人際、功課、才藝、未來等等，這些孩子自我與人生價值的一部分，所以千萬不要過度跨大強迫症狀的比重。

◆ 師長同學的理解與協助原則

一、要求師長同學配合自己的強迫症狀

1. 嚴重怕髒、洗手，甚至害怕同學靠近、接觸

　　強迫症患者在學校時，常因為怕髒而不敢上廁所，或者花很多時間拚命洗手，這讓他們在校園中會遇到很多挑戰；像是會害怕洗手時旁邊的同學不小心用水噴到他；或者是為了用乾淨的廁所，跑去比較少人用的廁所；這讓他們不僅失去下課跟同學相處的機會，也無法準時回去上課，還得經常遭到老師的指責、質疑。

再者，有強迫症的學生因為會不斷洗手，這會讓其他同學感到很怪異，甚至遭受嘲笑；強迫症通常很重視自尊，因此覺得很丟臉，便更加排斥與同儕相處；另外，有些同學可能會拿著掃具到他周圍捉弄他，強迫症患者因為對髒的焦慮，害怕觸碰到掃具或同學，所以會閃躲，甚至嚴肅地告訴對方別靠近、別觸碰，這樣的反應會讓同學認為強迫症患者很有距離感、很不友善、龜毛、難相處而間接影響到他的人際關係。因此，正確理解學生怕髒的一系列反應與不友善的態度是非常重要的，否則很容易導致同學誤會，因而遭到冷漠對待，甚至刻意排擠。

2. 同學若不配合，則生氣、難過，甚至拒學逃避

強迫症患者因為怕髒，可能無法參與打掃工作、勞動服務，倘若其他同學不知道他的狀況，就會因而感到不公平而去抗議；就算同學沒有說，老師與同學也會因為不了解，漸漸地就會被同學誤會、排擠，導致在學校沒有良好的人際連結，進而開始拒學。

然而，若是師生都能夠體諒他的強迫症狀，反而可能會過度的配合他，刻意不讓他去做任何清潔工作、給最新的書本、給最乾淨的書桌、上體育課時給他最新的球，盡力去特別的照顧他，也不敢太靠近他，有些師生甚至可能會讓他有一個專門的廁所、洗手台，這些雖然都是師長、同學的善意，但可能會讓他沒有對抗強迫症的抵抗力，反而導致強迫症狀更嚴重，變

得更怕髒。因此，有時需要與家屬、輔導室、治療師進行討論，以找出一個幫助他減敏感的情境，而非過度的包容，反而增強了嚴重度。

3. 同學師長不得不成為「溫柔的共犯」

除非個案的症狀非常嚴重，否則不鼓勵過度的配合他；因為無法確保在未來的環境中，每個人都會保持很乾淨去照顧他；再者，若遇到在學校外要使用廁所、洗手台時，就會因為平常在學校使用的廁所太乾淨，而不敢去使用。總而言之，過度的配合會讓強迫症患者對疾病的免疫力下降，且未來就學的路上，會出現更多挑戰。舉例來說，若未來校園中的廁所不夠乾淨，國、高中的師長不夠配合，會讓他因為習慣他人的過度配合、乾淨的環境而更難適應，開始拒絕去上學，形成更加嚴格地強迫症狀，讓他更無法忍受任何細微的骯髒。

因此，家屬必須與學校溝通討論，設計出可以協助他順利使用廁所的空間與條件，讓他無上廁所的後顧之憂；否則無法順利上廁所，將會影響他穩定出席上課的能力。

二、強迫症狀干擾學習表現的功能

1. 專注力變差，影響學習活動或考試成績

隨著強迫症狀加重，專注力會越來越差，讓學習成效降低，甚至出現情緒低落的狀況；因為被強迫症折磨到精疲力盡，沒有力氣專心學習，開始會覺得自己每件事都做不好，以至於不想上學；在發病前，只要把專注力放在聽課就好了，但有強迫症後，每天醒來，大腦就同時開啟名叫「強迫症」的程式，被迫使要監控生活中的細菌、危險，以及嚴格遵守迷信規則、絕對做法。

這讓學習的精力都被分散掉，可能原先有90%的專注力念書，但因為強迫症的關係，現在只剩40%專注力，所以通常強迫症發病以後，成績就會開始一落千丈，名次直接跌落10名起跳。

在這些過程中強迫症患者常被老師、同學、家長誤會，認為是不認真所導致，但其實是因為強迫症的干擾，尤其升學壓力越重的時候，強迫症的程式就會越嚴格，因而佔據更多的記憶力、專注力，不斷被干擾，導致成績退步。這些變化對個案而言是非常挫折與自責的，因此非常需要師長與同學的理解、接納與包容。

2. 深陷強迫思考或強迫行為，無暇也無心進行課業複習

再者，強迫症患者因為怕犯錯，所以在讀書、解題時會不斷重複閱讀、驗算，甚至一直看同一個字，這些強迫行為都是在確保能夠融會貫通，導致通常20分鐘能夠閱讀完的文章，變成需要花費2、3個小時才能閱讀完，這樣的效率，讓他回家作業時常做不完，以至於考試成績變差。平時的作業寫不完，讓

強迫症的學生沒有完整的學習，影響考試時的表現。

　　再者，過度的重複閱讀、驗算，導致寫考卷的速度太慢，導致會跟其他學生落差太大，這在目前要求速度快又準確的升學考試中，會被拉開差距。因此各科老師需要瞭解這些狀況，並給予作業分派、成績考核等方面的彈性協助，才能讓他順利適應學業的要求。

3. 導致情緒低落，學習動機低落，開始遲到、請假或拒學

　　本來的實力被強迫行為影響，讓強迫症的學生感到很無力，還會引來師生跟家長的不諒解。原先不錯的班排名，卻變成倒數名次，因而失去跟同學一同競爭成績的位置，變得不被認同的感覺，也讓強迫症學生開始失去對自己的認同，甚至討厭這樣的自己，陷入學習動機低落的狀況，進而引發憂鬱，影響到自我價值，這樣的情況會讓強迫症學生最終認為差勁的成績已經無法挽救，因此出現拒學、自暴自棄的行為。

　　因此學校老師可能需要瞭解這些原因，進而給予更多的接納、包容與鼓勵，甚至透過輔導室或個案會議，提供學生必要的出席、考核與作業上的協助，才能讓他順利適應下來。

三、影響學校各種活動的參與程度

1. 怕髒，無法上體育課，如打球、坐在地板或草皮上

學校常有一些需要直接坐在草地或禮堂地板上的活動，這會讓患有強迫症的學生感到焦慮，會擔心地上可能有過狗大便或細菌，因此不敢坐下。如果老師或教官不了解情況，可能會誤會學生是故意不配合而加以指責，所以這些都需要事先溝通。

同樣地，上體育課時，球常常會掉到地上，如果碰到球，手就會變髒，這讓強迫症學生很擔心會摸到衣服、臉頰，所以他們體育課常常只待在一旁，這會讓體育老師誤會強迫症學生不願意參與，也會告訴他如果不參與就打零分，但其實只是因為不敢而不是不想，這些誤會都會讓有強迫症的學生感到很委屈、冤枉。如果讓老師瞭解他的狀況，且願意協助他，讓他擁有專屬的球，並且能夠打完球就去洗手，或許強迫症的學生就會比較敢參與體育課。

2. 怕人多聚集，無法參與校慶活動、園遊會、班際競賽等

學校舉辦的活動，通常人潮眾多、需要頻繁接觸他人，像是運動會、園遊會。然而，對強迫症的學生來講，會認為他人相較於自己有許多髒汙、細菌，所以遇到人多的活動，就會請求留在教室，倘若老師不清楚、不同意，就只好故意請假。缺少參與學校活動或班級競賽，對孩子的人際互動與班級凝聚力，長期而言也是一種遺憾與損失。

因此，學校師長可以了解強迫症學生的強迫症狀與強迫行

為，不但給予理解包容，而且提供適當的協助，例如：允許他可以不用搬運公共物品、可以不用擠入人群、人來參加就好了，甚至如果覺得中途不舒服，也可以提前離開去清洗或先到輔導室休息。類似這樣的理解與彈性因應，就會讓孩子覺得他比較有可能做得到，因而願意出席學校與班級的相關活動。

薛西佛斯
也瘋狂
強迫症的認識與治療

第 13 章　如何自助與預防復發

治療強迫症告一段落後，雖然患者的症狀已治癒 8 成以上，仍須每天自行進行對抗強迫症的練習，但可將之簡化為：朗誦自我勉勵的口訣、在腦中默唸自我激勵的正向話語、在卡片寫上激勵的話語、傾聽治療師的錄音帶等等。

重點在於確實執行，使其發揮功效，因此不一定得像在認知行為治療期間一樣，詳實地填寫各種表單，除非某一項症狀尚未明顯改善，其次，根據研究發現：持續進行自我治療、壓力管理、改變生活型態、尋求家人支持、矯正不合理的思考方式等，都能有效預防強迫症復發或惡化。因此，了解如何自助與預防復發的策略相當重要。

◆ 如何自助的重要策略

一、四步驟八原則

（一）四步驟簡介

　　Jeffrey M. Schwartz 醫學博士，是一位知名的神經學家和精神科醫生，任職於美國加州大學洛杉磯分校醫學院，專注于神經科學和心理學領域的研究和應用。Schwartz 博士最著名的成就之一是他在神經可塑性和意識控制領域的研究，他提出了「自我調節神經可塑性」（self-directed neuroplasticity）的概念，強調個體通過意識的力量可以改變大腦結構和功能。他的這一理論對於理解和治療各種神經精神疾病，如強迫症和焦慮症，以及推動心理治療方法的發展都具有重要意義。

　　Schwartz 博士在強迫症暢銷書《腦鎖：如何擺脫強迫症》（Brain Lock: Free Yourself from Obsessive-Compulsive Behavior）中，向大眾介紹了神經科學的複雜概念，並提供了強迫症實用的技巧「四步驟」（Four steps methods, FSM）。「四步驟」對於強迫症病人的復健治療與預防復發有很大的作用，病人可以據以提醒自己有效對抗強迫症。「四步驟」著重於一旦強迫思考啟動後，為患者提供一個具體的改變步驟，只要按照這四步驟進行，很容易就可以幫助我們分辨強迫症，避免進入強迫症的迴路中。許多研究均指出，經過四步

驟的實驗組，在尾（狀）核（caudate nucleus）的活化程度，較對照組變得更小，表示強迫症得到明顯的改善。

（二）四步驟內容

步驟 1：先確認（relabel）

第一步要能夠辨識所有感受的不乾淨、不整齊、不完美、不安全都是強迫症狀，而不是我的真實狀況。也就是擒賊先擒王，將自己跟症狀區分開來。

口訣：「停！這些擔心是強迫症，不是真正的事實，所以我不用害怕擔心。」

步驟 2：再歸因（reattribute）

其次，清楚明白這個症狀是因為大腦生化因素的錯亂，所導致的假警報，這不是事實，所以不用害怕，這只是強迫症在騙我、恐嚇我的一種招術。

口訣：「這是大腦強迫症迴路啟動了，所以才覺得有危險，事實上根本沒有危險！」

步驟 3：再轉移（refocus）

不繼續執行強迫行為，而是轉移注意力去做其他有興趣的活動或繼續做該做的事，例如：看電視、聊天、運動、看劇、聽音樂、做家事、外出購物、和朋友見面等。透過建立一個新的腦部迴

路（brain circuit），因而打破腦鎖（brain lock）。

口訣：「我不要再一直理它！我要帶著焦慮不安，繼續做自己
該做的事！」

步驟4：再評價（revalue）

找出強迫症邏輯上的矛盾證據，然後挑戰它的不合理、貶低它
的價值，告訴自己較合理、彈性輕鬆的替代性想法，不再相信
強迫思考、不繼續做強迫行為。

口訣：「我不要再隨強迫症起舞了，我要當一個正常人，去過
自己的人生。」

（三）四步驟八原則

　　「四步驟八原則」是筆者整理出來對抗強迫症的快速精髓，
除了熟練四步驟口訣，更可透過重要原則不斷強化對抗的希望
與信心。「四步驟」著重於一旦啟動強迫思考後，為患者提供
具體的改變步驟，只要按照這四步驟進行，很容易就可以幫助
我們對抗強迫症症狀。「八原則」則是一些有助於長期抗戰的
自我暗示與鼓勵話語，經由不斷地閱讀與朗誦產生正向的力量。
我們可以將這些步驟與原則印在小紙卡上，如下列範例所示：
正面書寫四步驟，反面書寫八原則。以下提供二種版本，供讀
者參考運用。長版的是比較適合初階的患者使用，需要較多文
字說明，以幫助患者啟動對抗的信心；短版則適合一定治療經

驗的患者使用，已有較多理性思考能力，因此目的在快速啟動
口訣、產生轉移的效果。本書附錄 3 亦提供四步驟八原則的卡
片內容，供讀者可以列印製作成卡片，平時隨身攜帶，好提供
自己時時對抗強迫症。

　　長版的「四步驟八原則」：

（卡片正面）

四步驟

1. **再確認**：（大聲喊）停，這些擔心是強迫症，不是真正的事實，所以我
　 不用害怕擔心！
2. **再歸因**：這是大腦強迫症迴路啟動了，所以才覺得有危險，事實上根本
　 沒有危險！
3. **再轉移**：我不要再理它，我要帶著焦慮不安，繼續做自己該做的事！
4. **再評價**：我不要再隨強迫症起舞了，我要當一個正常人，去過自己的人
　 生！

（卡片反面）

八原則

1. 強迫症就是一種「用各種災難或危險來恐嚇人的疾病」。
2. 記住：「強迫症是惡人無膽；遇弱則強，遇強則弱」。
3. 每天都要對抗強迫症，千萬不要讓它得寸進尺。
4. 向強迫症低頭或降服，只會讓強迫症更啃噬我們的心靈。
5. 強迫症是無法寄居在「意志堅定」的人身上。
6. 我們還有很多潛力沒有發揮，不要輕易放棄對抗的念頭。
7. 保持正常作息、維持應有活動，就是最高明的對抗方法。
8. 心理不斷大聲的告訴自己：「我要當一個正常人！」（重複默誦）。

短版的「四步驟八原則」：

（B版卡片正面）

四步驟

1. **再確認**：這些擔心害怕都是強迫症！
2. **再歸因**：這是我大腦的錯覺造成的！
3. **再轉移**：我要轉移注意力，去做該做的事！
4. **再評價**：我不要再被騙了，我要當個正常人！

（B版卡片反面）

八原則

1. 學習放下執著，接納不完美。
2. 與病共存，但不與病共舞。
3. 背水一戰精神，才能絕處逢生。
4. 要有行動力，不要光說不練。
5. 保持工作或活動、減緩強迫症。
6. 不跟別人比較，看見自己的進步。
7. 記錄成功經驗，時時激勵自己。
8. 有捨才有得，學會珍惜擁有。

二、寫出與朗誦正向的內在話語

　　在治療強迫症得與自我拔河的日子裡，總會產生一些令人感動的覺察與體認。因此，每當我們領悟出重要的對抗原則或是自我激勵的話語，一定要記錄下來，否則很容易會遺忘，那可是非常可惜的。建議將它寫在卡片、手機、記事本或日記上，甚至可以把它寫成簡短的座右銘，黏貼在自己舉目可見之處，例如：書桌前、大門上、化妝鏡前等，如此一來隨時都可以提醒自己、不斷地激勵自己。此外，寫成小卡片或單張，隨身攜帶，隨時朗誦，久而久之也可增強自己對抗強迫症的信心。這是一個非常經濟有效的方法！以下就是筆者在治療過程中，和患者一同討論出來的正向話語（本書也將此段話語製成卡片，詳見附錄 3 之自我激勵卡）：

1.　不執行強迫行為的焦慮到最後一定會下降，我絕不會因此爆炸或死掉，這種過度擔心是強迫症在恐嚇我！

2.　對抗強迫症的過程中，「焦慮、不安或害怕」是必經之路，所有明顯改善的人都走過這條路，相信自己也可以做到！

3.　每個人偶爾都會有不合理的想法或擔心，所以不要理它、不要誇大它，繼續做該做的事，時間過了，焦慮感自然就沒了！

4.　對抗強迫症需要恆心、毅力，剛開始比較辛苦，小改變會

帶來大改變，就像骨牌效應一樣，改變會越來越快！

5.　給自己一些適當的生活安排與工作，不要花時間與強迫症朝夕相處，它是一種心魔，只會給自己帶來更多「心磨」而已！

6.　強迫症像吸毒一樣，只會讓人越來越沉迷、越嚴重，因此下定決心對抗它，才是唯一能夠早日治癒強迫症的正確方法！

7.　對抗強迫症一定要每天做功課練習，不做或少做，絕對不可能治癒，所有明顯改善的人，都將「做功課」當作每天最重要的事！

8.　每個人天生就有自我療癒的本能，只要每天多覺察、多使用理性思考、減少非理性思考，就能找回這股天生本能，快樂過生活！

本章閱讀至此，您也可以練習寫下，您個人對抗強迫症的重要原則或激勵話語：

1._____

2._____

3._____

4._____

5._____

三、聆聽治療師的正向思考錄音檔或閱讀錄音文本

在強迫症治療經驗中，由於治療師代表著專業、權威，又是正向思考的專家，因此患者總會覺得你講的話特別有道理、有說服力，尤其是聽到你的聲音、看到你寫的正向話語，總覺得好像被加持過，特別有力量讓他可以去對抗強迫症。其次，在患者尚未養成正向思考的習慣來對抗強迫症之前，聆聽治療師的錄音檔或是閱讀錄音文本，的確可以迅速地引導患者轉變成正向思考。因此，接受治療期間，患者可以利用錄音筆或手機的錄音設備，將治療師的對抗方法或是和強迫思考辯證的過程錄音下來，平常就不斷地自行聆聽或閱讀錄音文本，讓自己

有更多對抗負面想法的法寶。以下是筆者在治療過程中，患者錄下的一段治療師內在對話示範：

　　如果我走在街上，看到廟宇或神像，出現褻瀆神明的念頭時，這時我一定要趕快停下來膜拜，不斷地說：「老天爺，對不起，對不起！」

　　首先，我（先確認）分辨這些想法與行為的確是不合理的，然後大聲地喊「停」，不要再想了！接下來（再歸因），我告訴自己這是一種迷信、一種過度誇大危險性跟傷害性的想法、一種魔術性思考的不合理思考型態。事實上都是強迫症在騙我，都是心魔在恐嚇我的招數。再來（轉移注意力），既然是強迫症在騙我，所以我不要隨它起舞，我不要理它、不要被騙，繼續做自己該做的事，於是我繼續走路、上班或上學。最後（再評價），我告訴自己，看到神明神像不等於我就會去做對不起神明或神像的事，更何況神是萬能的，祂知道我有強迫症，所以是強迫症在作祟！實際上我不可能去褻瀆神明，就算我去褻瀆神明，別人或我自己也會看到並阻止呀！何況我從小到大從來沒有做出什麼褻瀆神明的事，所以這只是強迫思考在騙我，事實上我不會去做！總之，雖然我有這樣的想法，但種種證據顯示，我是不可能真的去褻瀆神明。

四、將各種強迫思考的反駁理由，製作成錦囊妙計卡

在認知治療過程中，透過蘇格拉底對話、向下追問法等技術，我們已找出每一種強迫思考背後不合理或矛盾之處。為了不斷地自我提醒，這些不合理思考多麼荒謬矛盾，我們一定要透過閱讀與複誦，增進自我覺察，促使自己多使用正向邏輯思考，而減低不合理思考的出現頻率與強度。因此，利用卡片法，又稱錦囊妙計卡、認知小卡、隨身卡、自我勉勵卡……等。將各種不合理思考的主題寫在卡片正面，而卡片反面則列出該思考之所以不合理、矛盾的證據，並且隨身攜帶，如以下範例 1「怕吞入異物」的卡片、範例 2「怕褻瀆神明」的卡片。

在日常生活中，一旦出現強迫思考，即可找出該項強迫思考的錦囊妙計卡，透過再確認，了解它的確是屬於此種強迫思考，然後再翻到卡片反面，運用這些事實、理由或證據，幫助自己質疑與對抗強迫思考的不合理處。空白的表單，請參閱附錄 1-10；可以製作成卡片的格式，則如本書附錄 3 之錦囊妙計卡片 1、2、3。

範例 1：出現「怕吞入異物」強迫思考的卡片

(卡片正面)

【強迫思考內容】

擔心肥皂、鏡片、刮鬍刀、水龍頭、抽屜文具等東西，會趁我不注意時吞進嘴巴裡，卡在喉嚨或胃裡面，讓我最後窒息或痛到死掉！

(卡片反面)

【反駁或質疑的證據】

1. 我從未親眼見過這些東西飛進嘴巴，更不可能自己把這些東西放進嘴裡。
2. 這些東西都比嘴巴還要大，而且奇形怪狀，如果要跑進嘴裡，我一定會發現或阻止的。
3. 這些東西沒有超能力，所以根本不可能自行飛到我的嘴裡。
4. 這只是一種過度擔心的感覺，實際上東西不會有超能力，我也不可能吞進這些東西。

結論：

東西看不到就等於飛進嘴裡，甚至可能使我窒息或死掉，這種推理根本是無稽之談。因此，我根本不需要去重複檢查這些東西，所以我的擔心根本就不會發生。

範例 2：出現「怕褻瀆神明」強迫思考的卡片

（卡片正面）

【強迫思考內容】

如果我走在街上，見到廟宇或神像，出現褻瀆神明的念頭，這時我一定要趕快停下來膜拜，不斷地說：「老天爺，對不起、對不起！」否則我就一定會遭到神明懲罰，甚至死掉。

（卡片反面）

【反駁或質疑的證據】

1. 事實上看到神明，並不等於我會去做褻瀆神明的事。
2. 神明是萬能的，祂知道我有強迫症，所以一定是強迫症作祟，我是不可能去褻瀆神明的。
3. 我如果做了褻瀆神明的舉動，別人或我自己也會看到，也會阻止呀！
4. 從小到大我都沒有做過任何褻瀆神明的事，何況我的本性如此善良。

結論：

看到神明或神像，就等於我會褻瀆神明，這只是強迫思考在騙我，實際上是不會發生的。既然，我不會也沒有去褻瀆神明，我就更不需要重複膜拜，祈求神明的原諒。

五、填寫強迫症對抗日誌表，看見與肯定自己的努力

　　患者在經過一段時間治療後，大概已經了解認知行為治療的原理與方法，也有一些對抗與成功的經驗。因此，治療頻率通常會逐漸拉長，也就是更多的重心將回到患者身上，患者必須學習自我症狀管理與預防復發，少了治療師的監控、指導與鼓勵，患者有時候很容易遇到挫折而氣餒，甚至出現想放棄的念頭：「總覺得自己好不起來，算了吧！好累喔！不想再對抗了。」

　　其實，患者只要每天正常的生活出門、上班上課，其實都比一般人來得更辛苦、更費力，因為我們時時刻刻都在對抗強迫症，都在透過轉移它、削弱它。此時，如果讓患者去做一些對抗紀錄，可以幫助患者發現其實自己還做得還蠻不錯的，也會看到自己進步的地方，以及不容易之處。反之，如果有一些做得不滿意的地方，也可以下次改進就好了。

　　如表 13-1 範例所示，透過強迫症對抗日誌表，我們可以找出今天自己做得不錯的地方，好好肯定自己與增強如何做到的，也平常心看待不滿意與有待繼續努力的地方。總之，永遠不要責怪自己，不要自我挫敗，因為我們比別人更辛苦，也比別人更努力。空白的「強迫症對抗日誌表」，請參閱附錄 1-11。

表 13-1 強迫症對抗日誌表（範例）

時間	做得不錯的地方？	如何做到的？	做得不滿意的地方？	以後如何改進？
10/29	今天碰到覺得疑似髒的東西！但是我忍住，沒有去拍身體或擦洗！	又沒有看到灰塵或髒東西，既然沒有證據，就不是真的髒！我才不要被騙。	一直重複問我家人，他有沒有認真把手洗乾淨！搞到家人也不太高興。	強迫症總是要求完全的放心！這是不可能的境界，下次我一定要提醒自己，只問 1 次就好，不要再被它騙了！
11/02	今天和妹妹一起外出去吃飯和逛街，足足 3 個時才回家。	好久沒有出門逛街了，自己也很想出門，而且我以前以也敢去人多的地方，也沒有弄髒呀！	不敢喝太多飲料，怕去上廁所；而且大約逛 3 個小時就回家了，以防萬一。	我可以找百貨公司或乾淨的廁所來練習，初期即使洗手次數比較久也沒關係！至少我敢用公共廁所。
11/05	今天媽媽回家的時候，我沒有去問她有沒有碰到髒東西！手沒有弄髒吧！	我忍住焦慮，告訴自己要相信媽媽自己會判斷：手有沒有髒？需不需要去洗手？	無	無
	（略）	（略）	（略）	（略）

◆ 預防復發的重要策略

一、學習預先想像壓力源與危險情境

我今天出門可能會經過醫院、洗車廠、機車修理店，因為我怕髒，所以我就先預想可能接觸到的髒東西：我可能會握到門把，或跟其他病人有近距離的接觸，回程時可能會看到機車店那些髒髒油油的東西，於是預先告訴自己，路程上如果強迫症的聲音來了，讓我害怕不已，要我趕快離開、趕快逃離，那我要告訴自己：「這是正常的，這是強迫症的聲音在騙我，事實上每個人都在這個環境裡面長大，所以不要怕！這是一個非理性的想法，可以按照自己原來規劃的路程、去醫院，然後回家。」所以，預先想像與熟悉可能的壓力情境，預先對自己心戰喊話，到真正面臨壓力情境的時候就比較不那麼害怕了。

二、督促自己執行暴露練習

前面已經教過認知行為治療的策略，不管有沒有接受醫生或心理師的治療，平常一定要自行利用適當的時機，演練暴露不反應法。也就是說，循序漸進地找一些比較簡單、難度低的作業，試著練習。比如說：不敢一下子到捷運站，那麼可以先

到公車站去練習，或者，不敢直接去倒垃圾，那麼可以先練習注視垃圾桶，或先試著靠近垃圾桶，然後再循序漸進地增加暴露的強度。

　　因為如果不練習跟這些讓你覺得骯髒和危險的情境接觸，到頭來你只會越來越怕髒，越來越怕危險，所以一定要循序漸進地在日常生活中進行，一有機會就一點一滴地練習。最後，記得要肯定自己的努力，告訴自己很棒、很不錯，哪怕是一點小小進步，也會累積出日後的大進步。

三、自我覺察不合理的信念

　　我們知道強迫症是一個心魔，一個負面的聲音，它會欺騙我們，例如：如果不去檢查的話，會導致無可挽回的嚴重後果。如果碰到醫院門把、看到有人出殯的話，接下來會發生可怕的事情，可是事實上這些事情都不會發生，或者發生的機率極低，那麼我們又何必為了這些芝麻小事，終日害怕逃避呢？因此我們一定要告訴自己：「這是非理性、不合理的想法，不要隨它起舞，告訴自己我要當正常人，我要有一般人的想法。這些事情是一種認知扭曲，這是強迫症的心魔，實際上不會發生。」

四、尋求家人的支持與協助

不論小朋友或一般的成年人，我們跟家人的接觸是最密切的，我們非常需要家人的接納跟支持。很多患者因為怕父母、配偶擔心或是無法接受，所以就隱瞞病情，在他們面前故意忍住，或者等到家人外出、不在家了，再偷偷地執行這些強迫行為。

可是壓抑、忍耐其實是面對強迫症最痛苦的方式，對抗強迫症已經夠辛苦了，現在還得隱瞞、怕家人發現，又多了一股壓力，到最後往往只是讓病情每況愈下罷了。所以，我們一定要適時地告訴家人，讓他們了解強迫症，與強迫症對我們產生的困擾，期待家人可以理解與接納。

如果家人一開始表示非常不能接受，甚至感到挫折，生病的你千萬不要氣餒，因為所有病患家屬都經歷過這個階段，家人的抗拒就好像當初你自己無法接受罹患強迫症一樣，所以必要的時候你可以影印一些書面資料，請家人閱讀，或者請醫生、心理師幫忙做解釋，或許家人會慢慢地從無奈、生氣，開始試著接納你的病情，唯有家人的接納與協助，你才能夠在更安心、更安全的情況下克服強迫症。否則一個人要被強迫症追著跑，又要隱瞞家人，到最後只是會越來越辛苦，越來越糟糕罷了！

五、逐漸改變生活型態

　　當我們的病情有一點點進步時，一定要打鐵趁熱，試著做一些生活上的改變，例如：外出逛街購物、學習有興趣的才藝或運動、和朋友約會見面、跟同學一塊兒吃個飯等。切忌一整天窩在家裡躺床，甚至什麼地方都不去。因為研究發現，如果能夠適度的轉移注意力，例如：去運動、工作、參與休閒娛樂等，比較能有效地轉移強迫思考、削弱大腦的強迫症神經迴路，也就是說我們比較不容易被強迫思考困擾，而且比較有能耐對抗它。

　　反之，如果我們整天在家裡躺床，什麼事都不做，最後不但跟強迫症朝夕相處、間接增強強迫症大腦迴路，導致症狀還會越來越嚴重。所以一旦你的症狀有些改善，請盡量循序漸進地安排一些比較沒有壓力的休閒娛樂、工作以及社交活動。這對治療強迫症與預防復發，都會帶來顯著的幫助。

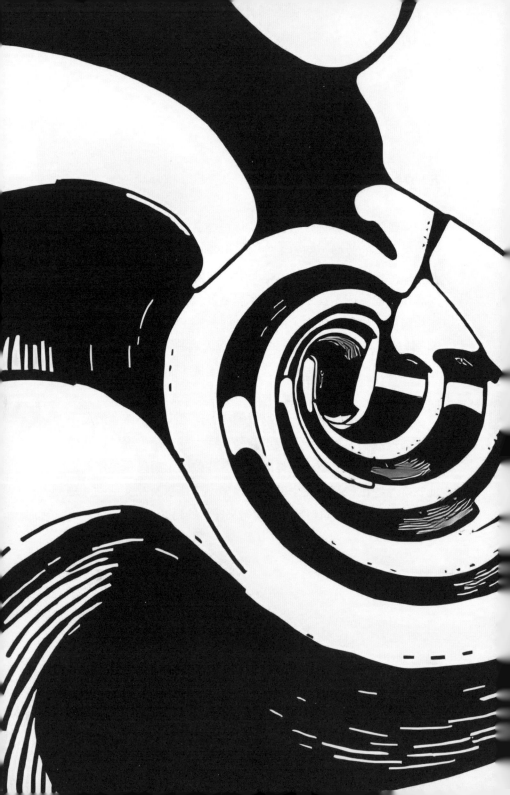

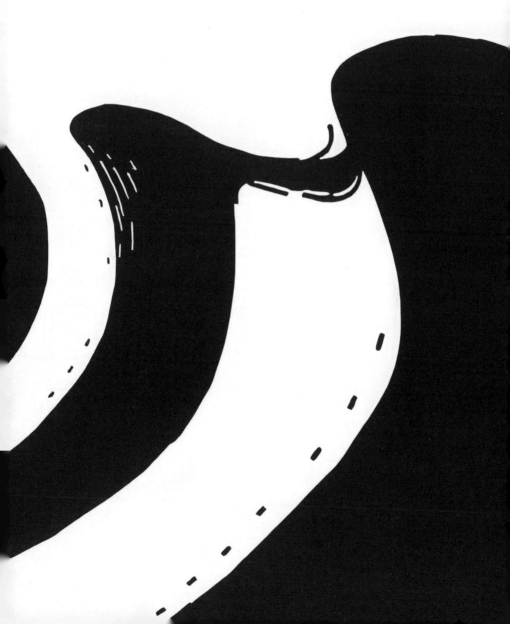

PART 4

患者與治療師
的心路歷程

第14章　病態的完美潔淨
——重拾春天的怡怡

◆ 怡怡的故事

　　從高中時我就很愛乾淨，桌面上的物品總是整理得有條不紊；在公車上總會盡量避免碰觸以維持制服的整潔；出門穿過的衣物絕對不碰觸到家中物品和沙發；睡覺前一定要先洗澡讓自己乾乾淨淨的，才能進房睡覺。一切都是那麼嚴謹而完美，也覺得理所當然。

　　因為就讀中部的一所大學，從未離家加上害羞內向的個性，讓我這個大一新鮮人的宿舍生活備感艱辛。後來搬到家人為我準備的小套房生活，下課回家就一個人鎖在房間裡。

　　小套房裡應有盡有，我又一個人住，所以開始很完美地控制自己的生活細節，例如：外出的衣物絕對不碰觸到小套房中的物品；如果要在乾淨的書桌上唸書或看信，我一定得用抹布或衛生紙擦拭乾淨；洗澡後便不再出門。每天出門上課、與同學相處，我漸漸感覺自己必須擦拭的東西越來越多，維持乾淨的意念和舉動讓我日益疲憊。而在有一次上護理課時，看到書上敘述精神官能症的許多情況，都發生在我的身上，我便開始懷疑自己得了精神官能症。

　　大二時，我順利轉學回臺北的大學就讀，也回到溫暖的家中居住。但是習慣一個人完美潔淨地生活，與家人同住，反而開始因為生活習慣不同，和家人產生摩擦。我繼續要求自己維持以往的乾淨，但繁重的課業壓力和越來越多的完美要求規條，把我壓得喘不過氣，後來甚至徹底崩潰！

　　一開始家人以為我是因為壓力過大導致心裡有病，才會怪裡怪氣，但我和家人轉而尋求醫生的幫助，在與醫生詳談後，才知道我患了因腦部血清素不平衡所導致的強迫症。

　　家人心裡很難過，以為上天在懲罰我和家人。為了控制及治癒我的病情，我開始服用抗憂鬱藥物，家人也減少對我課業上的要求，時常鼓勵我出去玩來減壓。雖然病情時好時壞，但我的大學及研究所生活也算是相當正常、多采多姿。現在回想起來，大學時期強迫症病情嚴重時，真是讓我痛不欲生！

　　那時一直覺得自己很倒楣，為什麼這種事會發生在我身上。病況嚴重時，上完廁所之後會一直反覆洗手，要十分確定手已經洗乾淨；也要用很長的時間來洗澡，所以浪費了很多清潔用品及寶貴的時間。每次想到自己浪費這麼多時間在清洗上，而別人在這段時間內做了很多有意義的事時，我就會覺得無比沮喪。

　　還有一個很嚴重的問題，就是強迫症會讓我不斷地重複思考，即使是一件無關緊要的小事，我也要翻來覆去地思考直到我認為完美為止。因此看電視時，可能因為在想剛才的廣告內容而忽略劇情；上課時，也曾發生一直思考某個小細節而無法

專心聽講的情形。我覺得自己是個廢人，老是活在過去，無法專注於當下，浪費很多時間在清洗，活得戒慎恐懼。

　　畢業後因為工作十分忙碌，我有時無法遵守與醫生的約定——勇敢地對抗強迫症，正視它並且向它挑戰。大多數的情況都是任由強迫症發生，它讓我覺得骯髒，於是我就拚命洗手、洗澡。有時想對抗它時，心中會響起兩種聲音，一種鼓勵我：「勇敢地依照醫師的指示對抗強迫症」，另一種卻告訴我：「若不遵守強迫症的要求，我原先的完美生活將會秩序大亂，骯髒得不得了！」因為覺得思考如何對抗強迫症很耗時又辛苦，倒不如順著強迫症的指使做完那些強迫行為比較省事，於是就更不想對抗強迫症。到後來，甚至連藥也都停掉不吃了，以為藥實在沒什麼作用，誰知道這竟是我生命中最悲慘生活的開端。

　　我開始非常不專心，常常反覆思考同一件事，非常地怕髒（例如：討厭害怕看到垃圾桶和廁所），也開始檢查有沒有碰到髒東西或掉東西。像「上廁所」這種對一般人而言可以輕鬆完成、天生就會的瑣事，我卻因為非常懼怕身體的排泄物，覺得排泄物很髒、很噁心，上廁所前一定要反覆思考等一下要進行的動作，想想有無碰到髒東西的可能性。總要憋到受不了，才會依著事先想好的步驟跑去上廁所。

　　上完廁所後一定要用大量的香皂、沐浴乳和水，把手徹底洗乾淨，為了完成這個重要步驟，我不惜花上大把的時間，以確保我的手潔淨到不會弄髒周遭物品。光是洗手就要花上數個

小時，更遑論洗澡，簡直要我的命！

　　到後期，因為洗手、洗澡時還會因為一直思考著、悔恨著而越洗越久，一邊哭一邊做，讓我越來越懼怕把身體弄髒及上廁所。怕歸怕卻又逃不掉，既然逃不掉就必須想個完美又快速的方法完成它，但想得越多卻又洗得越久。如此惡性循環下來，我的生活完全被這些令人苦惱的事情包圍，越來越覺得人生沒有什麼樂趣，甚至產生輕生的念頭。

　　天無絕人之路，我遇到湯醫師和黃心理師！再度服用湯醫師所開立的藥物，使我的情緒從十分憂鬱轉而恢復昔日的開朗！而且常常與黃心理師暢談、分析我的強迫行為及強迫思考後，讓我增添更多勇氣與知識對抗強迫症。我開始增加接觸人群的機會，參與許多活動與旅遊。這些改變不但讓我放鬆心情，生活也變得更加有趣，與許多人相處可以導正我平時矯枉過正、愛乾淨的舉動。再加上培養了一些令我喜悅的興趣後，慢慢覺得乾淨不是那麼重要了。

　　某一次我突然恍然大悟，心中生起一股豁出去的勇氣，我開始不用香皂洗手，這個創舉對我來說是一項很大的突破！因為我發現，就算手不像之前洗得那麼乾淨，我的生活還是過得很好，甚至比以前更好，我有更多時間可以運用，而周遭的東西也並沒有因此被我弄髒。

　　我很興奮有這樣的成果，因此很努力地維持這個好習慣，並且開始更勇敢地向許多強迫行為及強迫思考挑戰。我覺得一

旦知道什麼是正確的習慣，就得勉強自己養成「好習慣」，剛開始一定會有些痛苦及躊躇，但日子一久就可以輕鬆地克服這一項強迫症導致的「不良習慣」，可以開始享受「好習慣」帶來的便利和快樂。

　　天下沒有不勞而獲之事，榮獲奧運金牌的跆拳道選手也是經歷一番苦練後，才有今天甜美的果實。罹患強迫症的患者也一樣，就當強迫症是上天給你的一項考驗吧！我們要努力不懈地練習、養成、維持「好習慣」，並且在過程中保持心情愉快。當有一天習慣成自然，我們可以重新返回正常生活，重展歡顏之時，那時再回顧這一段為強迫症奮戰的過程，一定會使我們更加領略人生的真諦，更珍惜眼前的一切美景。

◆ 媽媽的陪伴過程

　　我的女兒聰慧過人，氣質出眾，自小潔身自愛、要求完美，是個人人稱讚的資優生。奈何大學一年級時，發生了一件晴天霹靂的事——她得了強迫症！從此我們全家陷入愁雲慘霧之中。

　　繁重的課業壓力與腦部血清素失衡，使她出現強迫症症狀，她必須反覆洗手才能減緩心中焦慮，心理上也因抗拒這些強迫行為遭遇許多衝突、矛盾，常常哭泣、憤怒、憂鬱、沒自信，一度認為自己沒有明天，甚至青春、美麗、燦爛的生命將永遠

離她而去。20 幾年來,她飽受繁重課業的洗禮,未曾嚐過戀愛的甜蜜、事業的成功,就得步入毀滅的人生,她自己心有不甘,而身為母親的我更是於心不忍!

於是我四處打聽,也陪著她看了不少醫師,有一天無意間在健康類的雜誌上看到強迫症專科醫師湯醫師的文章,令我又驚又喜,立刻去掛號!奈何我女兒不去,說吃那麼久的藥,看那麼多醫師,強迫症好不了啦!當時為了完成研究所的畢業論文,她不眠不休、戰戰兢兢,症狀特別嚴重,那陣子她怕上廁所、怕洗澡,她在浴室裡哭泣、吼叫、生氣,我在浴室外心急如焚,但卻無能為力,甚至曾經抱著「不如歸去」、「媽媽陪你一起去自殺」的念頭,以逃離頑劣的強迫症,好讓它無法囂張、折磨我女兒。所幸,這些想法都在湯醫師耐心地說明、鼓勵與安慰下漸漸淡去。

2002 年 11 月間參加湯醫師與黃心理師合作的心理治療課程(半年期),湯醫師的藥物療法和黃心理師的認知行為療法,讓我的女兒如獲新生!強迫症的行為都是長期累積的經驗與習慣,因此要改變患者的行為是難度很高的挑戰。

在黃心理師專業又細心的輔導下,採用漸進的方式縮短洗手和洗澡的時間,而將近 30 次的心理治療面談,讓我女兒的病情有了很大的進步,她變得樂觀有信心,不再害怕出門和回家後種種清洗行為。當然這段轉變期,是在極度反叛、生氣和抗拒的情況下進行,猶如大法師中美麗的女主角,突然變成另一

個生氣的魔鬼，抗拒法師的神水。身為主要照顧者的我，必須扮演不卑不亢（其實是又懼又怕）的大法師角色，不斷地將湯醫師及黃心理師的神水灑向她，我深深明白只有等到她心甘情願、自動去接受改變才有效。

　　心理治療結束前，黃心理師一句話點亮我女兒下半生的幸福，「去交個男朋友，強迫症會好得更快！」很幸運地，她認識了目前的男友，愛情的力量使她有很強烈的改善動機，在男友耐心的協助和陪伴下，她的強迫症有了明顯進步，心情也一直十分開朗，不那麼怕髒了，除了少許檢查動作仍未鬆綁外，其餘都已經好轉許多。真的很感謝湯醫師、黃心理師和女兒的男友，讓我們一家重拾春天，我心中除了感謝還是感謝！

◆ 問題與討論

Q1：強迫症患者通常是幾歲發病？病程的發展如何？

　　研究發現，強迫症的好發期大概是 15 歲到 25 歲之間，也就是介於青少年期到成人期之間。國外與筆者的研究都顯示，從發病到第一次求助之間，居然間隔將近 10 年。至於為什麼會間隔這麼長的時間？誠如怡怡的故事一樣，很多人在國中、高中，甚至小學就開始出現一些愛乾淨、怕髒的行為，或相當重視精確怕掉東西，必須重複檢查。只是在小學、國中、高中階段，父母可能會叫你不要這樣做，上課時也忙著學校的功課，以致沒有充分的時間去做這些強迫行為與強迫思考。因此，就算有時父母或老師覺得怪怪的，但是尚未到妨礙學習與生活功能的程度，頂多解釋成小朋友愛乾淨、怕髒，或是認為孩子比較重視整齊，並不覺得有任何異狀。到了高中後期階段，開始有升大學的課業壓力，很多人在這時出現比較嚴重的強迫症症狀，比如說算一題數學，1、2 個小時還算不完、重複看英文單字等等，甚至影響到學業跟生活功能，所以前來醫院求助。

Q2：強迫症會不會越來越嚴重，強迫行為會不會越來越複雜？

　　答案是：「會的」。我們可以從怡怡的故事看出，一開始她是比較怕髒，居家服跟外出服一定要分開，睡衣一定要在臥室才能穿，在客廳得換另外一套衣服，到外面更是一定要換另

一套衣服。到了大學階段，因為她並未規律地接受治療，加上
課業壓力大，出現更多的強迫行為，例如：反覆洗手、花很長
的時間洗澡。怡怡高中時的症狀並不太嚴重，大學階段日益嚴
重，到了研究所寫碩士論文時壓力更大，這時她的強迫行為變
得更為複雜，例如：花很久的時間洗澡，甚至因為害怕廁所的
排泄物，會憋尿、延遲上廁所，甚至在上廁所時，重複思考許
多事情，到最後怡怡幾乎無法享受日常生活的樂趣。因此，強
迫症的確需要及早發現及早治療，預後會比較好；否則病情通
常會越來越複雜，越來越難治療。

Q3：強迫症對日常生活功能的影響有多大？

　　從怡怡的故事，很明顯可以發現她自己獨居臺中時，沒有
其他同儕、室友或家人同住，所以好像只是自己感到困擾，而
沒有其他人際關係上的困擾。但是在她回臺北唸書、跟家人同
住後，卻發生很大的衝突，導火線包括：她花 4、5 個小時在洗
手間與浴室裡反覆洗手、長時間洗澡；甚至佔用廁所，在裡面
一待就是 1、2 個小時，這對家人來說都是很困擾的事。家人一
開始可能只是有點不諒解，到後來甚至會生氣、指責，這對患
者來說也形成另一種的壓力，因為她並不是故意的，但是又沒
辦法控制。事實上，她這樣的生活方式的確干擾到家人生活的
方便性。因此，罹患強迫症之後，患者跟家屬的互動方式也是
個案重大的壓力源之一。

Q4：強迫症對患者的心理有多大的影響呢？

根據國內外研究結果與筆者的治療經驗均可發現，強迫症症狀會越來越複雜、越來越令人困擾，加上這些重複檢查、洗手、怕髒等行為，往往讓患者與別人相處時，顯得非常怪異、氣氛尷尬，所以患者常會因此覺得非常地丟臉或有罪惡感，質疑自己怎麼會得這種怪病，個性變得怪裡怪氣！加上強迫症患者本來有完美傾向，自我要求比較嚴格，所以常無法接受自己的現況。如果未能盡快接受治療，讓病情獲得改善，患者很可能變得更加沮喪、退縮，甚至出現憂鬱症狀。強迫症的病況打擊著患者的自信心，也影響其人際關係，必要時可以服用抗憂鬱劑來改善憂鬱、沮喪的心情。恰巧治療強迫症的藥物也屬於抗憂鬱劑藥物，同時可以治療情緒上的憂鬱與強迫症的症狀，及早處理可減少疾病對患者心理上負面影響的程度。

Q5：罹患強迫症一定要吃藥嗎？

到底要如何治療強迫症，還是需要尋求精神科專科醫師的意見。精神科醫師通常會跟心理師合作，評估強迫症的嚴重性。通常可以分成幾個等級，如果屬於輕度症狀，可以考慮不服用藥物，只需進行認知行為治療，讓患者學習對抗強迫思考或強迫行為的技巧、壓力管理的技巧，並配合家屬支持的態度等等；如果是中度症狀，可能需要服用抗憂鬱藥物，再配合認知行為治療，效果較佳而且較能預防復發；如果屬於非常嚴重的症狀，

那麼可能得先考慮使用抗憂鬱藥物，或者加上一些抗精神病的藥物，來減緩症狀。當症狀非常嚴重、極度干擾患者生活時，患者根本無法執行認知行為治療的作業，必要時甚至得住院治療，待症狀緩和後，再加入認知行為治療，通常如此的治療流程比較能夠有效地預防復發。藥物治療合併認知行為治療，是目前強迫症治療效果較好的一種方式。

Q6：治療強迫症的過程中，病患經常會想要放棄，該怎麼辦？

　　的確，大部分強迫症患者接受治療時，都會有想要放棄的念頭，因為患者本來只要去洗手、再多唸幾遍、再膜拜幾次，其焦慮程度就會下降。可是治療師說不能膜拜 15 次，只能膜拜 12 次；洗手不能洗 5 遍，只能洗 6 遍；洗澡不能洗 2 小時，只能洗 90 分鐘。種種限制讓患者覺得非常痛苦與焦慮，因為以前都是洗到滿意、甘願為止。

　　可是問題就在這裡！一旦按照強迫思考的方式，就會洗得沒完沒了、檢查得沒完沒了、膜拜得沒完沒了，如同滾雪球般，使強迫行為越來越嚴重！事實上這就是強迫症最弔詭的陷阱，所以個案一定要相信治療師，盡全力配合治療師的引導，逐漸減低強迫行為的次數，對抗這些不合理的強迫思考。執行之初的確會令患者非常痛苦與焦慮，但是焦慮終究會下降。就如同我們演練「暴露不反應」治療法時所做的實驗，即「焦慮到最後並沒有真的把你這個人給炸開來，也沒有發生什麼悲慘的事

情，那個焦慮只是過度擔心而已。」

以洗手 5 遍跟洗手 3 遍的強迫行為為例：我們發現少洗 2 遍既沒有導致生病，沒有細菌感染，也沒有發生災難，因此我們願意相信洗 3 遍就好了。一樣的道理，原先可能要膜拜 15 次，現在改為膜拜 12 次，我們發現並沒有因此被神明譴責，也沒有厄運當頭，事實上不過是自己過度擔心罷了。所以患者一定要有堅強的意志力，在家人的鼓勵與治療師的引導之下，咬緊牙關撐下去。

剛開始起步會比較困難，而當療程逐漸進行至中期，患者會體驗到一種「拉扯」的感受，此時患者的自由意志跟強迫思考，呈現五五波的對抗關係，患者大概有能力可以對抗強迫思考，可以按照自己的意思去做。這時患者已處於最重要的一個拉扯點，僵局的轉捩點！接下來將發生骨牌效應，亦即患者的正向思考主宰自己的一些行為，慢慢地正向思考跟強迫思考的比例可能從 5 比 5 變成 6 比 4，甚至 7 比 3。這時患者的生活會變得比較愜意、輕鬆，因為理性思考取代原來不合理的強迫思考，成為主導行為的主宰，這就是患者將經歷的改變過程。

Q7：強迫症家屬應該用何種態度面對患者與症狀？

一開始，大部分家屬會企圖制止病患的強迫行為，甚至指責或辱罵病患。病患或許會因為家屬的指責和辱罵，暫時不在家人面前洗澡或檢查那麼久，但只要家人一外出，患者還是會

重複清洗、拚命檢查，以釋放焦慮。因此家屬的指責與辱罵只會增加病患的焦慮、罪惡感，導致症狀惡化。發現病症後，建議家屬學習以陪伴、接納的態度來面對病患，鼓勵病患盡快接受醫治，考慮使用藥物治療或是接受認知行為治療。開始接受治療之後，醫師、心理師會告訴病患家屬應該要如何配合治療，如何因應各種狀況。

等症狀有些改善之後，家屬可能要從支持、陪伴的角色轉變成監督、觀察的角色，家屬必須與病患並肩作戰，一起對抗強迫症，並在必要時提醒病患，已經快超過次數與時間了，不能再洗了、不能再檢查了。

治療過程中，患者沮喪、氣餒的時候，家屬一定要不斷地鼓勵、陪伴與支持，這是助長改變的重要因素。像故事中怡怡的媽媽就非常令人感動，在為期30週、總計30次的治療過程裡面，每一次都是媽媽陪同參加，媽媽與女兒一起執行認知行為治療的作業。在女兒沮喪、難過甚至想放棄的時候，也是媽媽在一旁加油打氣，讓怡怡總是覺得有人在支持她、鼓勵她，這對她產生很大的鼓舞，使她有力量面對挫折與無力感。事實上，怡怡能夠治療成功，媽媽支持的態度與全心的陪伴，以及治療後期稱職扮演監督者的角色、母女齊心對抗強迫症，都是重要關鍵。若家屬能多多學習怡怡媽媽支持與配合治療的態度，必定可以為患者的治療效果加分。

Q8：強迫症患者可不可以唸書、找工作，甚至談戀愛？

怡怡的媽媽發現，當怡怡交男朋友之後，強迫症症狀改善得更多。其實透過藥物與認知行為治療改善強迫症症狀之後，病患一定要逐步回到正常的生活作息，例如：尋找工作、繼續求學、參加社交活動、認識異性朋友等。因為當有多餘的時間或缺乏生活重心時，強迫症症狀很容易就會再復發，因此在課業、工作、人際關係、甚至愛情上多花一些時間，不但可以轉移注意力，也可能因為在這些層面獲得成就感而強化正向思考的力量。所以當下次強迫症的聲音再度出現的時候，會更有力量去對抗它，而不會隨之起舞。因為你知道沒有強迫症的生活，可以做更多自己想做的事，獲得更多的快樂。在症狀得以控制的情況下，應該趕快恢復原有的生活作息、職業，甚至去談個戀愛，或者拓展自己的人際關係。

第 15 章　用生命學習生命
——翱翔在強迫症裡

◆ 翱翔的故事

　　正當全球歡度千禧年，歡欣鼓舞地迎接新世紀第一道曙光時，我的內心卻充滿矛盾複雜的感傷，根本無法感受歡樂與希望。回首當時的我，終日受強迫症糾纏，連睡眠時間也被強迫症佔據。這種精神上的煎熬，猶如人間煉獄，讓我度日如年，生不如死！

　　時序已將進入 2004 年，發病至今也將屆滿 12 年。談起我與強迫症的偶然邂逅，是在 1993 年春季，那時我在上海工作，有一天起床準備去上班時，突然有股即將精神崩潰的莫名感覺，讓我不敢也不想去上班，面對上海人猙獰的臉孔，我居然上演了為期一天一夜的上海失蹤記，躲起來不去工作，但後來還是得上班，面對無力解決的所有問題。也許是兩岸人文思想與成長環境差異太大的關係，或是我對大環境變遷的適應不良吧？！確認再確認、檢查再檢查，竟成為我心中與上海人處事的基本信念，更進而轉變成自我要求的中心思想。「野火燒不盡，春風吹又生」，以這句話形容強迫症的頑強與難纏，真是再恰當不過了。因為它總是悄悄然走入我們的內心，灌輸很多細微的

邏輯與理由，不但讓我們將它合理化，而且簡直到了天衣無縫的境界，這就是它的真面目與生存之道！

　　我有過一次失敗的婚姻，第 2 次婚姻則因為太太的包容與愛心，一直維持到現在。強迫症讓我的太太誤以為我是細心負責任的男人，也因此騙到這第 2 次的婚姻。強迫症既是促成這次婚姻的丘比特，也是不斷地啃食我們婚姻關係的惡魔。它讓我終日行屍走肉、有魂無體，甚至難以自理基本的日常生活，更別說工作謀生。我自己也很難控制情緒，與家人日夜不斷地發生摩擦，和我最親近的太太受害最深。白天她要上班維持家計，下班後還要面對我不人道的行為儀式要求，幫我確認再確認，檢查再檢查，日復一日、永無寧日。工作與家庭的雙重壓力，讓她不得片刻喘息，使得她失眠、進而併發恐慌症與憂鬱症。這個家已經快被我拖垮了，有時真想一了百了，結束痛苦的生命。還好有親情的力量支撐著我，讓我難以割捨，不甘心就此結束生命！

　　四年前我終於鼓起勇氣，到臺北市立療養院湯醫師的門診接受治療，可惜只持續兩個月，終因害怕藥物副作用而停藥，以致症狀又再度嚴重起來。我只好四處尋求另類民俗療法，包括：中藥、符咒水、改運、求神問卜……等等什麼都來。煎熬了一年多，最後我只好乖乖回診，接受正規的專業治療。這次由市療副院長宋教授親自為我診治，經過他巧妙地調配藥劑，很快就穩定住我的情緒與症狀。我規律地接受 10 個月的藥物治

療，好不容易日子好過一些，我竟然在某一次夫妻口角後，又開始自暴自棄、自怨自艾，因而又自行停藥，想當然爾，強迫症症狀又再次加劇。等到症狀極其嚴重，不得不求醫時，已是去年舊曆年左右，宋教授建議我立即住院，別無選擇的我於是住進市療 7D 精神官能症病房。

生平從未住院的我，思索著自己即將住進俗稱的杜鵑窩，內心惶恐不已！我是不是真的瘋了、無藥可救呢？其實，現在回想起住院的那兩個月，可說是我生命中的轉捩點。住院之前，我的強迫症症狀已經惡化到無以復加：我會將自己全身衣物脫光檢查，也命令女兒這麼做，還會因為檢查儀式尚未完成，尿急而尿在褲子上。當時我已病入膏肓，舉凡視線所及的人事物，都覺得不對勁、不放心，完全沒有自信心與安全感。因為我的病而嚴重影響家庭互動與和諧，更影響女兒心靈與人格的發展。我永遠記得住院的第一個清晨，宋教授親自到病房探視我，並且告訴我，這次住院的成效決定於我有沒有勇氣與決心要改變。他簡短一席話，真是一語驚醒夢中人！

接下來兩個月住院期間，我每天都按時規律地吃藥，作息規律正常，很專心地學習每一個課程，也慢慢地學習懂得內省與觀照，釐清價值信念，思索存在意義。住院時我結識許多病友，我們同病相憐、惺惺相惜，互相關懷、接納。在這些日子裏，病房的病友進進出出，一則又一則人生故事從我心頭流過。對我而言，那是珍貴無價的生命教科書，每個人都用生命在學

習生命，都是生命的勇士！

出院之後我又認識了生命中另一位貴人，臺北市立中興醫院精神科蔡醫師。我們每週進行一次一小時的治療，包括：藥物治療、個別心理治療、家庭成員會談、認知行為治療、放鬆技巧訓練……等等。從去年6月份至今，除了天災與不可抗拒的因素之外，我都會與蔡醫師在歡喜中相聚，而且無所不談，他也了解我內心深層的世界，因而能更精準地治療。這一年多的治療有淚水有歡笑，一路上多虧有蔡醫師的陪伴，我個人與家庭都有正向的重大轉變。感恩有您的陪伴，讓我更珍惜生命，面對人生的無常與考驗，勇敢地走下去！

2003年9月我參加由市療湯華盛主任帶領的強迫症認知行為治療團體，為期3個月，每週1次150分鐘的課程。來自全國各地、形形色色的強迫症勇士，齊聚一堂共襄盛舉，發言踴躍，彼此相互學習、分享經驗。深入淺出的課程規劃，讓學員與家屬對強迫症有更深的認知與了解，進而知曉如何應對強迫症！

執筆至此，我對這段罹病抗病的歷程立下結論：「光說不練，形同空談，坐而言不如起而行，人生沒有輸在起跑點這回事，人生是看終點，不是看起跑點，起跑再快，姿勢再優雅，沒有跑到終點也是枉然。」綜觀我的一生至此，已無所怨悔，雖然姿勢有點殘缺，但這也只不過是過程的一小部份而已。最精彩、最有意義的部份，不正在上演中嗎？

感恩所有關心我與照顧過我的人們，尤其是最親密、最偉

大的太太，您是最辛苦的，謝謝您們的堅持、不放棄，謝謝您們給予我的一切。您們都是我生命中的貴人與導師！也希望所有的病友家屬都能擁有春風化雨般的愛心與耐心，不斷地給予我們支持與鼓勵，讓我們春風滿面，感謝您們的付出！更感謝市立療養院湯主任這麼多年來的堅持，對於強迫症的深入研究與對病友的一切付出，辛苦您了！

◆ 太太的陪伴過程

我和所有病患家屬一樣，關於家中有人生病這件事，實在令人不愉快，可能別人很難了解，但當我知道丈夫生病，而且是一種精神官能症的時候，其實我們自己也不太能夠接納，更是一肚子無奈！在過去歲月中，看到許許多多的家屬在病患第一次發病時，出現困惑、著急、憂慮，或者是不能接受事實……等等各種不同的反應，可到最後也只能無可奈何地承認：「我們家確實有人異於常人！」而當我們罹患疾病時，也常常會有拒絕的心態，否認我們「擁有」這樣的疾病，甚至自問：「為什麼是我？為什麼是我？不可能的！這不是我要得的病！這也不應該屬於我！」

也許我們會覺得家人並沒有生病，認為可能只是一時壓力所造成的反應，或其他使人困擾的因素，但有些人卻覺得這是著了

魔，於是用一些身懷罪惡、缺德的言論來批判，並且開始會怪罪於病人們不敬祖先或是得罪了神明，更甚之有人認為病人們是受了符咒控制！假若換成我們的孩子生病了，就覺得是父母的角色做得不夠好，認為是我們的照顧不當等等。不論這些想法為何，都不是我們所期待的，而且也都不能改變病人得病的事實。

但是，相信大家會用各種自己所知的方法做一些努力，企圖改變現況，包括求神問卜，這是我們最常見的民俗療法處理方式。可若經過一段時間仍然不能處理的話，我們可能會陷入另一場病情越發嚴重、能力越漸退化的更大苦難，而對家人造成更大的困擾。這時候我們心裡可能會有更大的焦慮跟憤怒，身為家屬的我們真是無可奈何、求助無門，更有可能會讓我們覺得家人得了這種病是一種恥辱。這樣羞恥的感覺，讓我們無法以理性的態度去面對生病的家人，或是有時我們對自己過度的譴責，因而對病人過度的遷就，這些都不是很得宜的。

前段描述的過程雖為老生常談，但也著實考驗著家屬的應變及處理能力。家屬的心態和情緒調整往往是最重要的，可是身為普通人的我，這段過程又叫我情何以堪！

丈夫和我結婚已將 10 年，有一女 7 歲，丈夫的病不知不覺地侵蝕著我的家庭生活。起初只認為是丈夫的個性小氣或龜毛作祟，怎麼知道無形中就跳進了這場颱風裡，而且越捲越大，越來越強烈，整個家都籠罩在暴風圈內，時大時小時的超級風雨侵襲著我們。我哭泣、吶喊、自責，甚至怨天尤人，都不能

解決我必須承擔的事實。得病不是病人或我們願意的。既然我的家人得了病，我們無奈，但任何的疾病都不能夠用羞恥來形容，除非這個疾病得來的原因是我們認為羞恥的。即便你的家人罹患的是精神疾病，也請你不要用這樣的想法，你要理解當這樣的疾病發生的時候，它跟其他疾病一樣是許多因素導致的。我們可能要去想一想：它也許要歸咎於基因，或者是遺傳，更重要的是環境，甚至於是外在壓力造成的。它很可能是暫時的因素形成，也很可能是日積月累造成這樣的結果。

時光可以倒流嗎？

　　一直到現在，我都在想，如果那時跳了車，也不用承受往後衍生出來的汙辱？生活中越來越多的爭吵、意見不合，我厭倦了，我覺得我在跟個 5 歲小孩生活，你不准這，你不准那。總是有千萬種理由來挑剔我的不好，既然我有那麼多的不好，就別在一起了。我認認真真地跟你溝通，你極其不屑地用力拍桌指著我，斥責說：「別裝一副可憐樣，哭什麼哭，沒人會同情妳……」一種絕望、一種悔恨、一種自我厭惡，我失控似地躲在角落大哭大叫（還是有壓抑沒大聲叫），那一刻我真的覺得很可悲……。你是我心中的一道傷口，永遠結不了痂，一碰到就疼痛不已！

愛到深處無怨尤

　　也許大家都無法想像那是什麼病。大約十年前開始，他不

准家人忘記帶東西、掉東西，而且還要不斷重複檢查幾次，即使是芝麻綠豆大的東西（那原本是被允許的），範圍漸漸地擴展到臥房、陽台、客廳、廚房，最後連出門都不准我們帶任何東西，因為任何東西（即使是一粒沙）都會令他不安、焦慮。接下來他截然劃分「裡面」、「外面」、「一排」、「一列」、「一格」，只要是劃分「××」的區域，他都要親自一遍又一遍的檢查過。外出回家後要花一、兩小時重新回想，出門到回家這段時間的每一項動作，以及過程是否有遺漏任何事情或東西，出門前所需的東西及走過的地方都要一再檢查又檢查，直到他放心為止。家人（尤其是我）一定不能有任何的閃失，否則他絕對不能夠原諒及釋懷。起先面對這些不合情理的要求（我認為），我只能掉眼淚，他沒辦法繼續做其他事情，最後也終於能體會他的痛苦而妥協。幾年下來，他的情況更加惡化，限制越來越多，除了限制家人之外，自己也足不出戶，甚至連生病都不敢外出就醫，生怕回家要花更多的時間和力氣去擔心、檢查。每天從早到晚不停地重複檢查，令他感到痛苦。為什麼要這麼做？他自己也不明白，只知道不做更痛苦。日復一日重複地檢查工作，把日常生活搞到亂七八糟、一團亂了。

起初我並不知道這是一種疾病，直到前幾年在一個偶然的機會中，由臺北市立療養院的宋副院長告訴我「強迫症」這個詞彙，才知道這是一種精神官能症的強迫性行為。他形容自己好像分裂成兩個人，一個是正常的自己；一個是討厭而擺脫不

掉的別人。他無法按照正常的自我意志行事，心裡總有個來自別人的聲音在奴役他、驅使他去做那些讓自己痛苦的事。因為他特殊的狀況，我們只能藉著交談試著了解，由於最近幾年與宋副院長的接觸，讓我對強迫症有些許認知。因此他曾經對我說：「我講的話妳都聽得懂。」10 年來從談話中得知他的不幸際遇及婚姻（他的前段婚姻），讓他對任何事物都無法信任及放下。這些事件是否是引發他強迫症的心理因素，雖難以斷言，但必然在他心靈上留下無法抹滅的傷痕，終其一生難以復原。

他用「颱風」這字眼來形容這個疾病，把它視為上天對他的刑罰。每天早晨醒來，他戒慎恐懼地過日子，一天過去了，晚上臨睡前他會對全家人說：「非常抱歉，因為我不合理的要求，造成你們許多不便和困擾，非常感謝你們又陪我度過一天。」他試著用感恩的心對待家人。對強迫症病友，他用同理心去接引他們，透過不同管道，他認識了幾位分散於臺北、臺中的病友，有些人甚至不知道這是一種疾病，家人更常將強迫性行為誤解為一種不可理喻的潔癖或怪癖，而無法諒解。

執筆為文之前猶豫再三，不知道這麼做算不算出賣他對我的信任。希望藉此能讓更多的病友認識自己的疾病，不再隱藏、不再自卑；更衷心期盼他們的家人能理解病人不由自主的無奈，用愛心包容他們獨特的行為，以耐心陪伴他們度過難關，因為強迫症病人最需要的是家人的支持與配合。我相信：「當上帝關門時總會留下一扇窗子。」感謝上蒼慈悲！

◆ 問題與討論

Q1：要不要告訴自己的伴侶，我罹患強迫症？

答案是肯定的。對於成人的生活而言，親密關係的穩定與信任是非常重要的一件事。如果夫妻或伴侶之間開始有所隱瞞或不真誠，往往會造成對方的不諒解，進而影響親密關係的品質。雖然患者可能是善意的隱瞞，擔心對方不能接受、不想讓對方憂心等。然而，長期隱瞞之下，只會讓自己承受越來越多壓力，越來越感受到痛苦與孤單，而強迫症症狀當然也是越來越嚴重。有時，另一半不了解患者的苦衷，誤以為他的作息改變、個性孤僻、脾氣暴躁等，是因為變心或不愛他（她）了，反而增加更多的爭執與誤解。這些都是沒有適時告訴另一半而可能衍生出來的問題。

雖然伴侶一開始可能難以接受，甚至感到挫折，然而這是必經的過程。必要時患者也可以影印一些書面資料讓另一伴閱讀，或讓醫生、心理師幫忙解釋，那麼伴侶或許會從無奈、生氣，到慢慢能夠理解接納。總之，患者必須讓伴侶了解自己真正的狀況，然後進一步接納與同理，才可以在被支持與無後顧之憂的情況下接受治療，全心全意對抗強迫症。

Q2：傳統的民俗療法，對於強迫症有治療效果嗎？

在翱翔的故事中，他一開始先接受藥物治療，但由於害怕

藥物的副作用而停藥，以致於症狀又嚴重起來。後來，自行求助於中藥、符咒水、改運、求神問卜等民俗療法，都不見起色，最後還是只好回診接受正統的醫學治療。這是許多強迫症患者常見的求助經驗，尤其是民俗療法，更是我們文化與信仰中相當依賴的一部份。事實上，並沒有任何研究或證據顯示民俗療法對於強迫症具有直接的治療效果。至於民眾接受民俗療法的主要理由，筆者認為是「對藥物效果與副作用的失望」以及「安慰劑的心理作用」兩項。

對某些患者而言，剛開始服用藥物時，的確可能會出現頭暈、嘔吐等副作用。此時如果副作用明顯影響到日常生活功能與認知活動，也不應該自行停藥，而應該趕快找醫師討論，調整為適合自己體質的藥物。若服用藥物一段時間後，沒有明顯效果，也可以改變藥物、或是積極地參加認知行為治療。通常在適當的藥物控制與認知行為治療下，大部分患者都能得到有效的醫治。因此和治療人員討論、調整自己的治療策略，才是最根本、直接的方式。

其次，的確有些患者在藥物治療效果不明顯時，總會自行求助於民俗療法，希望透過求神問卜、算命改運、吃符咒神水，迅速治療強迫症，然而，通常這只是一種「安慰劑」的心理作用，好像透過這些「儀式」就可以快速去除強迫症，如同沒得過病一樣。但是往往事與願違，患者只是再一次希望落空、心情更加失落沮喪，症狀反而日益嚴重。因此，接受正規的專業治療，

充分與治療人員討論自己的用藥與治療策略，才是真正直接有效的方式。

Q3：何種情況下需要住院接受治療？

　　一般而言，患者如果能規律地接受門診治療，包括藥物控制與參加認知行為治療，加上獲得家人、伴侶或朋友的接納、同理與鼓勵，往往都能有效改善症狀，因此大多數患者並不需要接受住院治療。需要住院治療的患者，通常是因為藥物治療效果太慢、無法接受副作用，或是無法積極參與認知行為治療，因而不再規律地前往門診治療、不規則服藥、甚至自行停藥，猶如翔翔的治療過程。然而停藥一段時間後，症狀越來越嚴重，甚至癱瘓患者的生活與職業功能，情緒上也變得更焦慮、暴躁或是非常沮喪，甚至出現自殺的意圖，若患者已經出現上述症狀，則一定要住院治療。

　　住院治療的目的，一方面是透過規律的作息活動與醫護人員的密切注意，可以保護患者的安全，避免患者做出傷害自己的行為；另一方面，透過密集性的藥物治療與控制藥物的副作用，配合認知行為治療，幫助患者學習如何有效地對抗強迫症症狀；另外，職能治療、個別治療、團體治療等活動，也可以幫助患者轉移注意力、放鬆心情、重新面對疾病、獲得歸屬感與他人的支持。上述這些治療活動都是住院期間經常採用的方式。

　　住院治療也會使患者有一些壓力與擔心，特別是第一次住

院的患者，看到病房或醫院中病情更嚴重的精神病患，更是害怕。如翱翔在文中所提：「從未住院過的我，內心無知惶恐，思索著即將住進俗稱杜鵑窩的自己，是否真的瘋了？無藥可救了？」這樣的擔心，的確會存在一段時間，很難馬上消除，必要時可以和醫護人員討論，表達自己的擔心與疑惑，透過醫護人員的說明與澄清，讓自己可以用較正向的態度來看待住院。因此，強迫症患者一般多可在門診治療，除非症狀惡化到癱瘓生活功能或出現自殺危機，才需要接受住院治療。

Q4：有沒有必要抱怨自己得病，不斷地去找出導致強迫症的根源？

　　事實上強迫症的原因仍然不清楚。不過根據多項研究顯示強迫症患者腦中血清素等神經傳導物質不平衡，大腦裡的基底核也有異常。患者的個性比較傾向完美主義、比較喜歡控制，所以很多強迫症患者都會不斷地問自己：為什麼是我？我又沒有做錯什麼事，為什麼是我得到強迫症？到底是上輩子做錯了什麼？是因果循環，還是惡靈附身？事實上，這些問題是沒有意義的，因為重點是「強迫症原因不明，但是我就是得病了！」與其抱怨，倒不如學習接受事實，學習如何對抗強迫症，重新找到正向意義，或者從生病過程中，學習如何管理壓力、如何讓自己更有彈性。塞翁失馬，焉知非福，若能在生病之後超越苦痛，則人生的意義非凡，也更能過著自由自在的生活。

Q5：面對患者的強迫行為，家屬要不要去制止他？

強迫行為一來時，患者會非常焦慮，如果不趕快去洗手、檢查、膜拜、數數字的話，焦慮就會節節上升，無法轉移注意力做別的事情。如果患者尚未接受治療，家屬可能也無能為力，因為一旦去制止、責罵，只會讓患者更焦慮、更自責罷了。反之，如果患者已經開始接受治療，在治療初期，治療師會循序漸進地安排一些作業，讓病患學習暴露在會引發強迫症症狀的情境之中，然後去駁斥這些不合理的想法。在治療之初，只要患者有一點小小進步，家屬就要毫不吝惜地給予鼓勵與肯定。至於沒有列在作業內的強迫行為，家屬還是暫時不要去限制，既然已經開始治療，治療師自然會安排進度。若一味地要求患者超越能力範圍去對抗強迫症，只會導致患者產生更多挫折感而已。循序漸進、家屬配合治療師的進度、給予患者監督與回饋，才能達到較好的效果。千萬不要揠苗助長，那只會「食緊挵破碗」，欲速則不達！

Q6：患者有時情緒會變得非常沮喪、暴躁，家屬該採取何種態度來面對？

強迫症非常折磨人，它會癱瘓患者的日常作息。若無有效的抵抗辦法，患者通常會變得非常沮喪。這時候家屬要多為患者打氣、鼓勵、接納與關心。如果患者的強迫行為受到制止或干擾，又加上多重壓力，例如：夫妻爭吵、子女問題、擔心被

人家看出異樣，或者工作上的壓力等，都有可能讓患者煩躁而跟家人起口角，甚至發生火爆衝突。這都是患者不願意見到的，但是因為他急於應付強迫症症狀，事實上已經沒有餘力像常人般，處理日常生活中的事件。所以家屬應該從這樣的角度來同理患者的感受，了解其無奈；用包容同理的態度，才能平緩患者暴躁的情緒。同時建議家屬也要學習照顧自己的情緒，妥善安排自己的生活，讓自己有良好的情緒管理機制，否則患者與家屬的情緒攪和在一起，常常會引發更多的家庭衝突，對治療於事無補！

薛西佛斯
也瘋狂
強迫症的認識與治療

第 16 章　薛西佛斯的憂鬱
——唐唐的共病經驗

◆ 唐唐的故事

　　完了！完了！不舒服的感覺又來了！從初中開始，當我要集中精神去做一件事情的時候，就會覺得被外在的一些小事干擾，使我無法專心，進而產生焦慮感，而且越是想要專心，焦慮感卻越嚴重。尤其在考試要 K 書的時候特別嚴重。

　　在成長過程中，多多少少有些不舒服的感覺，而自已也不了解為什麼會這樣，只認為可能是自己在思想或行為上有些不正確，所以對人生及其意義多所探討，以為若找到正確的目標及意義，就不會產生負面情緒，但效果不是很好，日子也就這麼過了很多年。後來因為經濟不景氣，我的公司發生了一些問題，遇上財務危機，為了不使損失擴大，我斷然退出股份，當然也就喪失了高級幹部的職位與我熱愛的行業和工作。這時生活上也發生很大的變化，每天多出很多時間，不知道做什麼？看到太太去上班，孩子去上學，而我留在家中，真的很不是滋味。

　　慢慢地出現了一些不舒服的症狀，而且我對什麼事都失了興趣，短短時間內，就瘦了 8、9 公斤，晚上失眠不想出門、惶惶終日，好像整個人失去控制，這才知道什麼叫度日如年。就

在此時，有一位朋友介紹我到臺北市立療養院，就這樣認識了湯醫生，才讓我對自己的症狀有較正確的認知與態度。

參加湯醫生的團體治療，真使我大開眼界，原來我並不孤獨，竟有這麼多人跟我有同樣的病症，只是表現方式不同——有的人怕被愛滋病傳染，哪裡都不敢去；有的人不斷重複地檢查門窗、瓦斯、或不斷地洗手，千奇百怪的毛病都有。在初次協談中，每個人大致談了自己的病情，我覺得每個人都很正常，而且各個慈眉善目、心地善良，並不是外界所想像的瘋子，胡亂發狂、瘋言瘋語，甚至有暴力行為。

在治療過程中，才知道原來我的症狀是強迫症加上憂鬱症，不是單純的強迫症，原先對自己症狀的認知是有待商榷的。當我焦慮的時候，常會有兩種歸因：

1. 外界的人或物造成我的困擾，使我心情不舒服，進而造成生理的不舒服。

2. 可能是自己有哪方面不夠認真，或是不夠努力所造成的，而開始檢討自己、責怪自己，甚至否定自己。

經過團體治療，才知道罹患強迫症時，上述兩種焦慮源歸因方式並不適用，這些不舒服的感覺與強迫行為，和大腦先天的缺陷很有關係，以前會懷疑是不是自己不好，而需在各方面更加要求完美，更加努力。但是，很諷刺的，在要求改進自己的同時，不知不覺地也要求別人配合，使別人和我在一起工作

時，產生莫大的壓力，而自己並不知道，還怪別人在混日子。在公司的時候，我要求的對象甚至包括公司老闆，也常提出超過下屬身份的建議，所以和老闆相處得也不是很和諧。

以前當不舒服的感覺來臨，或是覺得某樣東西在干擾我時，我會設法將它移除或掩蓋，但是往往徒勞無功。因為解決了這樣東西的干擾，又會發現有另外一樣東西干擾著我，最後時間都花在移動、調整東西上，而我主要想做的活動都沒做，沒有效率常讓我心情更加惡化。

現在我學會運用湯醫師教的法寶「四步驟自我勉勵口訣」，告訴自己這是腦部病變，不是自己努力不足，或哪些地方沒有做好，並且採取 2 種作法：

1.　繼續看書。若此時有點焦慮，就讓焦慮存在，與它共存而不要想去消滅它，焦慮並不會隨時間而增加。當然這種作法違反心理的防衛機制，讓人覺得不是很舒服，但是不要放棄，隨著時間與練習次數增加，會逐漸產生新的抵抗力。

2.　放下書本出去玩一玩、動一動，將注意力移轉，脫離焦慮的情緒。

參加湯醫師的團體治療後，我也接受了心理師的心理治療，可能大家一直都對心理治療有著不正確的認知與期待，認為談了幾次之後，心情就會變好，各種問題全部都可以迎刃而解。我的經驗是心理治療提供我們認識自己的機會，心理師會在過

程中提供另類的觀點與想法，使我們有更多的選擇，而不會卡在情緒的死角，越想努力跳脫，越產生更多的焦慮，一直惡性循環，最後跌入負面情緒的深淵。

經過這些事情，有些想法想和大家分享：當你感覺不舒服，而自己又無能為力時，最好的方式就是找精神科醫生或心理師談一談，不要不好意思，我相信症狀很快就會減輕。一直拖下去只會讓情緒越來越不好，進而影響到生理，弄得一團糟時才想要復原，那可得花加倍的時間與精力了。

◆　問題與討論

Q1：強迫症和強迫性格有一定的關係嗎？

根據研究發現，強迫症患者通常有較固著的個性，也就是說控制慾望較高、對事情的要求極為嚴格，也是我們所謂病態的完美主義。這些大多是強迫症慢性化之後，導致個性改變的結果，較少因強迫性格導致強迫症。像唐唐的例子就很明顯：唐唐之前開公司、做企業管理，他對工作的要求非常嚴格，不只嚴已律己，也嚴以待人。

在經濟不景氣或壓力大的時候，這樣完美嚴格地要求自己，會對自己產生很大的壓力，因為往往自己達不到原來的標準，會變得很沮喪、氣餒，甚至自責。反之，如果對別人、部屬要求嚴格，久而久之也會引起一些衝突。因此，當部屬無法諒解這樣一個過度重視完美與精確的主管，就會引起很多糾紛或衝突。

Q2：強迫症患者也會出現憂鬱症狀嗎？

因為強迫症是痛苦指數相當高的疾病，出現症狀後如果沒有及早治療，這些強迫思考或行為就會越來越複雜，逐漸癱瘓患者的生活、事業以及人際關係。如果患者發病初期沒有接受藥物或認知行為治療，而選擇順從強迫思考的命令行事，久而久之症狀越來越嚴重，就很容易出現沮喪、氣餒、焦慮，甚至食慾不振、毫無精力、睡眠異常等憂鬱症狀。有些患者甚至會

痛苦到想自殺，覺得只要自殺成功，這些強迫思考就不會再困擾自己。但是強迫症與憂鬱症都跟血清素相關，所以治療上常利用抗憂鬱劑，增加血清素濃度，以達到改善強迫症與憂鬱症的雙重療效。

Q3：心理治療對強迫症有效嗎？

一般來說，不論是強迫思考或強迫行為，當症狀出現頻率非常高、時間很長，癱瘓患者正常生活時，一定要優先使用藥物來緩解症狀造成的痛苦與干擾，再配合認知行為治療，循序漸進地減少這些強迫行為的強度，或者駁斥不合理的強迫思考。

至於支持取向或頓悟取向的心理治療，若在急性症狀緩解以後進行，的確能幫助患者減低情緒壓力、增進其自我覺察能力。透過個別諮商，可以循序調整患者的個性，使其較有彈性，不再那麼完美主義。

然而，如果患者的症狀屬於中重度，此時支持性或頓悟性的心理治療效果就不明顯了。因為當症狀發生時，患者最需要的是有人幫助他對抗症狀，此時患者的主要焦慮都來自強迫思考與強迫行為，因此較迫切需要的是藥物與認知行為治療。

我們建議將心理動力取向的治療安排在治療中期以後，亦即當症狀已經獲得控制，治療師再和患者談談他的個性、壓力因應方式、成長經驗，幫助患者進行自我探索與成長改變，甚至去欣賞自己、喜歡自己，重新建構病後新的人生意義與生活目標。

第 17 章　終於能用力飛了
——Jimmy 的仙女棒

◆ Jimmy 的故事

　　我高中 3 年的住宿生活，只要一接觸到未凝固的、類似他人血液或體液的不明液體，就會擔心自己會得愛滋病。這竟讓我成為被強迫症纏身的原因，我不明白為甚麼？我把接觸不明液體的經驗和愛滋病聯想在一起，於是不敢用別人接觸過的東西，或是不敢上已被使用過的廁所，常憋尿回家如廁。如果接觸到別人的身體，我會一直懷疑自己接觸到他們的血液或體液，認為接觸後必須立即洗手及洗澡，才能減輕我的焦慮。明明沒有任何穢物的地方，只要別人一碰過，我就必須再三檢查其中有沒有紅色的不明液體。因為我很怕別人的傷口會留下血液，而我並不知道自己手中有沒有傷口存在，很擔心因此染上愛滋病。

　　當時我對愛滋病不了解，重複洗手和戴手套變成我減輕焦慮的唯一方式。而那時症狀太嚴重，我擔心到手一直發抖，家人覺得不對勁，要我趕快到精神科求助。那時醫師診斷為強迫性精神官能症，一種莫名其妙的疾病，我因此休學 1 年，後來因為要考大學，所以一邊服藥一邊 K 書準備考試。我只有一個想法：「因為不了解愛滋病，才使我焦慮害怕、得不停地洗手

好減輕焦慮，這並不是什麼強迫症。」可是服用藥物後，我的焦慮一掃而空，雖然偶爾還是會害怕，但已經可以繼續讀書。不過我還不敢外出，只好躲在家中，一邊服用抗憂鬱劑，一邊準備大學聯考。

考上大學後，讓我心頭上的壓力稍稍鬆綁，而能思考為何我會害怕愛滋病？我不斷地打電話給愛滋病協會、性病防治所及各感染科醫生，詢問一些我很害怕的生活狀況、會不會感染愛滋病？通常他們的答覆都是我多慮了。後來我越來越不能信任義工、性病防治所護理師給我的答覆。因為我怕他們不夠專業，而這又是會致命的疾病！所以我找遍臺北市各大醫院感染科的醫師，詢問愛滋病的相關問題，直到我要求醫師可不可以錄音或寫下他們回答的內容時（因為我害怕回家之後忘記或怕自己聽錯），我才發覺自己真的病了！

大學時我參加服務性社團，觸碰到他人的時候，縱使心裡還是很焦慮，但因為在意別人的異樣眼光，會故意忍住不去洗手。每次我都用感染科醫生或護理師告訴我的解答，對自己說這不會感染。可是很奇怪，我會一直懷疑這個想法的正確性，不斷地尋求更多的證明。後來在社團活動中因為在意別人眼光，重複洗手的舉動已經慢慢不見了，但我仍然會一直重複要求醫護人員的保證，然後又不斷懷疑，這使我很難受，可我就是覺得必須要釐清疑慮才能安心。那時我還是不認為自己有強迫症，只是覺得自己再也無力承受這念頭的糾纏！某日上網瀏覽湯醫

師的強迫症專區，讓我動念想去看診，聽聽湯醫師的看法。

　　經過湯醫師的診斷，他也認為我是強迫症。我想，怎麼又是個糊塗醫生亂下診斷呢？以前我為此吃了一年的精神科藥物，也沒有多大改善，難道又要我服用那種會讓人感覺昏沉的藥嗎？我心裡一直對湯醫師的診斷存疑，直到參加認知行為治療團體後，才完全地解開我心中長久以來的困惑。因為團體治療講義上的狀況，完全符合我的情形──不斷確認並要求保證。我才終於打從心底明白原來發生在我身上的就是強迫思考與強迫行為。上認知行為團療的課程時，我也從不缺席，而我的病症的確也漸漸地消除，不再害怕感染愛滋病，只剩下日常生活中少許瑣事會讓我懷疑，想再確認，例如：我會懷疑自己團體治療的上課筆記，真的是醫師講的，還是我自己亂寫等等。只是這種「不斷確認且尋求保證」的念頭沒有往昔那麼嚴重。我目前沒有吃藥，完全採用團體治療中所教的「四步驟」及「八原則」來對抗強迫症，事實證明確實非常有效！

　　對於和我一樣極度懼怕感染愛滋病或其他疾病的病友，我有一些建議供你們參考：

1. 定時定量服用醫師給予的藥物，並和醫師討論服藥後身體的情況與副作用。

2. 好好研讀四步驟、八原則（本書第 13 章有詳盡的敘述）。

3. 多了解愛滋病的感染途徑及資訊，才不會什麼都害怕，什麼地方都不敢去。

4. 多看勵志的書，培養勇氣及自信，因為執行「暴露不反應」
   練習要有很大的勇氣。
5. 試著參加團體治療，並且全程參與。因為一曝十寒的參加
   方式，會讓你失去與醫師、成員充分討論，幫助自己跳脫
   強迫思考的良機。

　　強迫症是一輩子的疾病，我們要學會擺脫其控制的方式，
不使自己陷入強迫思考及強迫行為。很感謝湯醫師、羅醫師提
供的專業協助，及團體治療病友們彼此相互的討論支持，雖不
敢說自己完全跳離強迫症，但已可以安心工作及讀書。很恨自
己為何不早一點參與團體治療，白白痛苦那麼多年！希望看到
這篇文章的病友，能勇敢地面對它，接受藥物與認知行為治療
的合併治療，絕對可以讓你有很大的進步！我知道有很多醫生
不願醫治強迫症，因為它很難立即顯示醫療效果，這使我對湯
醫師醫治強迫症的心願格外感恩！謝謝湯醫師您對強迫症病患
的耐心，和對醫治強迫症的堅持，由衷希望您繼續為強迫症病
友們努力，找出更能有效治療強迫症的新方法。

◆　問題與討論

Q1：強迫症一定要接受治療嗎？有沒有可能自然痊癒？

根據國內外相關研究，以及筆者的臨床經驗，患者通常很早就出現些微的症狀，比如說國小五、六年級、或是國三準備會考時發病，到了準備大學學測、分科測驗時壓力過大，更加惡化，例如：上述的案例 Jimmy。強迫症患者的症狀通常會越來越複雜，越來越儀式化，從單一症狀變成多樣化的症狀，尤其是遇到龐大壓力時，症狀變得更加嚴重，而且不太可能自動緩解或痊癒，到最後讓患者沒辦法工作、上學、與人交往，甚至喪失日常生活的能力。如果已經有一點症狀，而且影響到生活與職業功能，一定要趕快求助藥物治療或認知行為治療，早期發現、早期治療，以有效預防日後的復發。

Q2：強迫症可以完全治癒，不再發病嗎？

根據國外的追蹤研究發現，除了藥物治療外，如果能夠配合認知行為治療，的確能夠有效地預防復發。其次，若能進行壓力管理，包括給自己適當難度的工作、不要同時做過多或太有壓力的事情、養成訂定合理目標計畫的習慣、正常的生活作息等，都能大大地減低復發機率。再者，適當調整自己的個性，比如：允許自己用比較寬鬆的標準自我要求、給自己比較合理的期待，生活自然就會比較惬意、輕鬆與快樂。很難有人敢保

證強迫症能完全治癒，但是如果能夠做到上述的調整，提升生活品質，都是讓患者邁向痊癒的立基！

Q3：過度擔心自己會得愛滋病，為何也是一種強迫症狀？

Jimmy 發現自己過度憂慮會得愛滋病，他詢問了很多相關的醫師與基金會，都已經明確告知愛滋病只會透過血液與體液感染，手的接觸不可能得到愛滋病。這些衛教說明、醫師的口頭保證、甚至是醫檢報告，都沒辦法讓 Jimmy 接受他並沒有感染愛滋病的事實，這種情形已經偏離正常的懷疑，因為他總認為醫生可能疏忽了，甚至認為是儀器有問題而沒有檢查出來，他不相信耳朵聽到的答覆、不相信眼睛見到的事實、不相信專家的結果，而且已經影響到他的日常生活，這些症狀符合強迫症的臨床診斷標準，的確是強迫症。

第18章　不捨與反思──治療師感言

◆ 精神科醫師的經驗與感觸

　　若有病人家屬問我為何選擇強迫症當作次專科？我常開玩笑地跟他們說：「我也有強迫症啊！」其實會選擇強迫症，多少都有些強迫特質，尤其年紀越長，越有強迫的傾向，我認同強迫症患者，所以會愛上治療強迫症。但是強迫症是一個不好治療的疾病，我常開玩笑說憂鬱症、恐慌症都很好治療，可是強迫症卻很難纏，我竟然還開強迫症特別門診！覺得不過癮，又開了強迫症認知行為治療團體，難不成頭殼壞了？其實，強迫症患者真的很痛苦，嚴重的強迫症其功能退化程度比思覺失調症還嚴重多了。一般精神科雖然有許多憂鬱症特別門診，但就獨缺強迫症特別門診，所以我糊里糊塗地走上強迫症診治這條道路。

　　在將近 25 年治療強迫症的經驗當中，我跟病人學習很多，也因此改變我的人生觀。所謂「看破、放下、自在」真的是一個顛撲不破的真理。因為強迫症患者就是太執著、無法看破，結果讓自己被壓得喘不過氣來。強迫症患者是用顯微鏡來看世界的，他們將很少發生的事放大、災難化，例如：擔心在街上會被愛滋病患者拿針刺屁股等。其實，強迫症患者若可以學習

放下這些症狀，那就可以自由自在任遨遊了！

在治療團體當中，我跟成員共勉的格言包括：「學習放下，不要放棄」、「背水一戰，絕處逢生」、「與病共存，絕不與病共舞」、「能捨才能得」等，都是老生常談。但是唯有罹患強迫症的病人，才能深刻體悟這些先人的智慧語錄。強迫症患者唯有放下症狀，不放棄自己，才有出路。也唯有讓自己被逼到牆角、毫無退路，才能奮力對抗強迫症。

其實當今社會何嘗不是一個強迫症的社會？很多人追求理想，一旦沒有達到自己的目的，就用最極端的方式來呈現。年輕人追求異性朋友，感情好的時候愛得死去活來，分手時卻想盡辦法羞辱對方，甚至可以毀掉對方。成年人在職場上的表現，也是患得患失，總是要呈現最好的一面。很多政治人物陷入無窮盡的強迫性儀式行為，無法自拔，他們痛苦、一般市井小民也跟著受苦！其實最可悲的是很多人已經陷入這個漩渦而不自知，這個社會的確需要一位大師，來幫忙診治集體的「薛西佛斯現象」。

雖然強迫症不像憂鬱症或恐慌症般容易治療，但是已經不像以前，讓專業治療人員束手無策。現在，合併藥物與認知行為治療，至少可以恢復 7 成左右。經過急性期之後，養成健康的生活習慣也很重要，最好每天有規律的運動、營養的飲食與充足的睡眠。練習捨棄有形的東西，進而捨棄無形的觀念。逐漸破除強迫症的執著，成為自己真正的主人！

◆ 心理師的經驗與感觸

在醫院臨床實習的過程中，我看到強迫症患者在病房裡面不斷地洗手檢查，重複摺棉被、衣服，甚至連看電視、看報紙的時候也是逐字重複閱讀，讓我第一次真正體會強迫症患者的症狀是如何干擾他們，以及強迫症如何困住患者的生活。

在選擇博士論文題目的過程中，我發現自己也有一些感同身受的經驗，我自己也是完美主義傾向、要求嚴格，但是好像並不會重複執行到無法自拔的程度。雖然知道那樣做比較好也比較完美，但是它可能要花上更多的時間跟力氣，因此我選擇進行更重要的事情，例如：我要出門、開會、約會，或上課。如果要外出，我可能會盡快離開，不會因為家裡的東西沒有準備好，或者出門前家裡的沙發、椅子、瓦斯、水電沒有檢查好，而花費 1、2 個小時來準備出門。但是強迫症患者卻將這些行為視為理所當然，無法不做。其中到底蘊藏著什麼樣的機轉、機制呢，這樣的好奇讓我一頭栽入強迫症的治療領域。

我與精神科醫師合作，進行為期約兩年的強迫症博士論文研究，成功地治療一些強迫症病患，使我因此覺得非常有成就感！看他們原先這麼痛苦，洗澡要洗 4 個小時以上、看到神像要膜拜 20 次以上，甚至得跪在地上磕頭、下課回家後要重複檢查，甚至可能要重複問話。但是接受認知行為治療之後，患者慢慢可以告訴自己這是強迫症，不要理它、不要隨它起舞，然

後繼續做該做的事；漸漸地，患者洗澡時間縮短在 60 分鐘以內，膜拜降為 5 次以內，不再重複檢查與問話，而且患者學會用正向思考的力量抵抗那些荒謬、矛盾的思考邏輯。

我從患者改變一個強迫行為的過程，或是患者家屬欣慰的表情裡，深以自己的工作為榮。接下來，我想有系統地從三方面，說明這兩年來我密集進行強迫症認知行為治療的心情與反思。

一、向病人學習

強迫症患者的邏輯推理經常出現許多不合理的思考，其中一項就是「完美主義與過度控制」，希望能夠控制每件事情的發生，就連說話、寫字、洗手、洗澡、想事情、講電話、整理東西、做家事、穿衣服、梳洗頭髮等瑣碎的事情，都要做到盡善盡美、毫無瑕疵，否則就是代表自己不夠好。因此患者的時間與精力都花在這些生活瑣事上，嚴重地干擾患者的職業學習、生活功能和人際活動。但患者又無法自拔於這種心魔之外，因此非常焦慮痛苦。有趣的是，研究者本身也是自我要求嚴格、完美取向的人，因此治療過程中，可能出現「完美的人在治療不想再完美的人」的動力關係。

例如：患者無法及時完成認知行為治療作業，或是遲交每週的效果評量，甚至經常遲到等，這些情形的發生都會帶給治療師一些情緒反應。當時治療者在心裡這樣想：「明明治療契

約寫得那麼清楚，而且又是免付費治療，你怎會如此不積極配合呢？！」有時甚至出現要求的口氣，希望對方嚴守研究契約，配合治療活動。

然而，自己很快地就會覺察到：「自己居然和他們計較起來了，希望他們能自我要求、完美一點，但是他們就是因為太重視完美才生病，不是嗎？」其實是因為自己也有完美與控制的需求，我希望他們都是非常配合、認真參與的患者，這樣我的治療與研究才能完美成功。因此，在初期我會不斷地告訴他們認知行為治療的重要性，一定要準時做作業練習……等等。後來我覺察到其實能夠配合治療、積極參與的病患，自然預後效果佳，他們未必是真正需要依賴專業醫療協助的病人！真正需要專業醫療人員不斷給予協助的病人，是這些治療效果較差、無法充分配合治療的「不完美個案」，他們才是真正的「病人」，而病人畢竟是病人，有其心理、生理與家庭環境上的限制，我想這是治療師應有的認知與覺察。

所以要求病人馬上做到醫療人員規定的標準，這種互動關係似乎很弔詭！誠如有位病患在過程中所言：「我們就是病人呀！我們也希望勇敢面對症狀，可是就是做不來呀！我們也不願意這樣子！讓別人看不起或是一輩子來醫院拿藥吃……。」這些話讓我產生很大的震撼與覺察，讓我覺得自己可以多去設法了解他們困難之處，提供他們真正的需要與協助，而非以標準個案的角度要求他們配合我的治療活動。透過病人的回饋與

自己的覺察，我從與病人的互動經驗中，學習到很多寶貴經驗，也驗證了「向病人學習」這句話的道理。

二、感同身受的壓力

在治療初期，有些病人很納悶「為何我要進行強迫症的治療研究？」甚至還問我：「你又沒得過強迫症，怎能體會強迫症患者的痛苦？」這兩個問題一直縈繞在我心中，我不斷地提醒自己。關於第一個問題，我很清楚自己對強迫症患者有一分不捨之情，因為聽到幾位嚴重患者的罹病故事後，我非常訝異「怎麼會有人給自己規定這麼繁瑣的指令，親手把自己關在強迫的世界裡，最後是強迫症這個心魔在控制自己的言行舉止，而非做自己真正想做的事，這種心理疾病到底是怎麼形成的？」每每聽到有人洗澡洗 4 個小時以上，洗到瓦斯爐壞掉，從晚上洗到隔天早上，一個月瓦斯費上萬塊；或是出門要花 2 個小時準備，老是遲到以致於丟掉工作；為了把某件瑣事想清楚，哪怕颱風下雨也要站在原處不動；甚至有人因為怕髒，連續 7 年沒有出過門等等。這些患者的故事總讓我非常難過與不捨，所以我想幫助他們以及他們的家屬。

至於第 2 個問題——「我又沒得過強迫症，怎能體會強迫症患者的痛苦？」我發現自己在某方面其實也有類似強迫行為的經驗，有時自己也很不喜歡這樣的習慣或規則，但是就是不

得不去做。例如：我發現自己買電腦、音響、手機、相機等電器產品之後，通常會參考說明書把所有功能都試過一遍，希望能夠完全了解機器的所有功能，以便能夠完全掌握它的性能。這項習慣的優點是可以及早了解及發揮機器的所有功能，但缺點就是一下子就花掉好幾個小時以上，以致於有時未能及時完成正事，導致後續工作非常匆忙、甚至延宕，我自己也不喜歡這樣的過程，且因為電子產品的功能相當複雜多樣，即便當天全部試過了，但因為日常使用的仍是一般功能，那些特殊功能幾乎不會使用，因此日子一長就又全忘了，屆時需要哪樣特殊功能，還是一樣需要重新摸索、對照說明書、再度消耗許多時間。

　　被自己指令與習慣限制的感覺，讓我非常不舒服，但是我就是一定要把所有功能摸熟才願意停下來，這種不得不去做的矛盾感覺，其實非常類似強迫症的遊戲規則，而實際上這也是一種「過度控制、完美主義與精確性」的不合理思考。在治療強迫症患者的過程中，我盡量藉著自己類似的經驗與傾聽個案心聲來同理個案的感受。我發現自己很快就可以體會那些指令或瑣事如何對他們產生束縛，以及患者內心所承受的焦慮與痛苦。信任的治療關係建立之後，患者的回饋分享也常間接地告訴治療師：「沒錯，您真的可以了解我們的痛苦與感受！」

三、「家」的重要性

在我的研究當中，不論是「改變明顯組」或是「不明顯組」的患者，他們勇敢面對症狀、挑戰生命的意志力，非常令人感動。他們都曾經說過類似的話：「我想趕快好起來，我還有好多事情想要去做！我想當一個正常人！不想被人用異樣的眼光看待！」支持他們面對疾病的動力就是這些「希望」，這就是生命力。他們多麼需要別人的加油與鼓勵，雖然醫師、心理師、朋友給予病患許多鼓勵與加油，但卻無法完全取代父母與家人的接納、支持甚至協助。

有些父母很少關心子女的身心狀況，或是父母本身心理衛生知識嚴重缺乏，患者講也沒用，因為父母、家人根本不懂，如果加上家庭氣氛非常疏離，患者只能選擇隱瞞病情，獨自承擔生病的痛苦與折磨。更糟糕的是有些父母、家人會直接斥責患者的行為，讓他們更挫折、畏懼，讓「家」不但沒有發揮原有的功能，甚至反過來抵銷掉醫院治療的效果，在如此家庭環境之下，患者如何能夠重新站起來，或是有能量與信心面對治療過程中的焦慮與挫折？

於是我邀請這樣的家屬陪同患者前來治療，甚至進行心理衛教說明，但基於父母的人格特質或教育水平限制，有時也無法馬上改善這些家庭系統中的不利因素。有時剛好遇見在兩種不同的家庭環境成長、但症狀相同的患者，我可以大致猜出：「誰可能及早康復？誰註定繼續成為病人！」這是一種非常無奈的

專業認知，因為它往往會變成事實。身為治療師的我，有時覺得很挫折、無奈與不捨，明明可以治療改善的個案，卻因為「家」的功能不彰與無法配合，使患者必須繼續成為病人！或許這就是治療師的限制，因為這些因素不是治療師可以改變的，治療師只能發揮自己的功能與角色，不斷地支持、鼓勵患者學習有效的方法對抗強迫症，多去滋養他們受傷寂寞的心靈，期待生命早日走出他（她）的路來。

透過上面的深度反思，最後我要鼓勵強迫症的家屬或病人，其實人本來就有正向思考的本能與能力，知道什麼是合乎理性或非理性，可是有時可能是一些生物因素、環境壓力和人格特質的原因，剛好就發生「卡住」的現象。例如：我要洗澡，卻沒有辦法在半小時內洗出來；我要出門，卻沒有辦法順利出門，因為我必須重複排一些東西；看到神像卻不斷地覺得我可能會褻瀆神明；開車卻不斷地擔心會壓到人。

但請各位強迫症病人，相信你的眼睛、相信你的耳朵、相信你的直覺、相信你的理性，那些聲音都是強迫症的心魔，它的聲音在誘騙你，如果你不這麼做就會發生可怕的事情！而多次的經驗證明，根本不會發生那些離譜的事情，否則人類早就滅亡了！就算會發生，其機率也是微乎其微，何必為了那些不可能發生、不可能遇到的事情，花那麼多時間、精力，浪費自己的青春，去執行強迫症的各種重複行為或儀式，那真是不值得！還有很多有意義、很重要的事，等著我們去參與呢！

　　我們要告訴自己，那些聲音是強迫思考，是強迫症的心魔作祟，然後用先前學過的思考中斷法，大聲喊：「停！我不要再想了，我不要再隨它起舞，這是非理性的聲音，這是強迫症的心魔，我要繼續出門，我要做我的事情，我不要理會它。」在自我鼓勵，家人的支持與治療師的引導之下，讓自己越來越習慣正向思考，用正常的思考方式去理解所有事物。如此一來，我相信當強迫症心魔聲音出現的時候，你將更有力氣去對抗，因為你知道什麼是正常或不正常；何者是理性或不理性的想法；何者是真正可能發生或根本不會發生。這時候你已經回到正向思考的世界，不但擁有力量去對抗強迫症，也逐漸收復失土，找回原本就該屬於你的生活品質與人生意義。

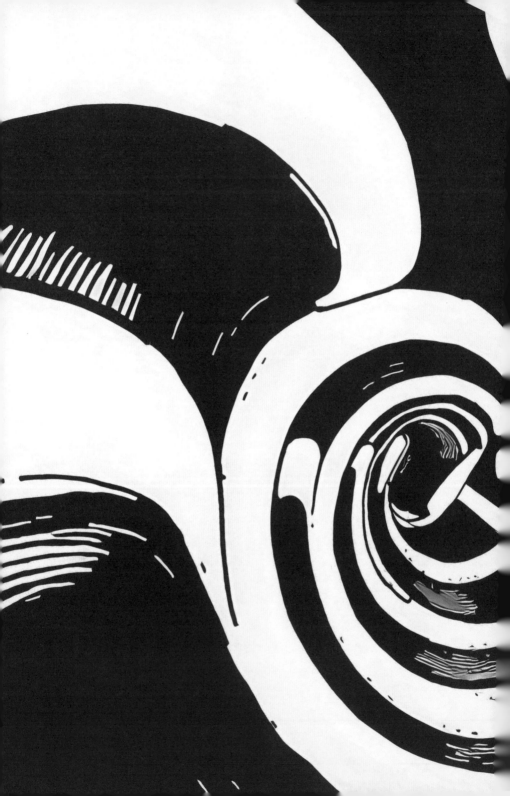

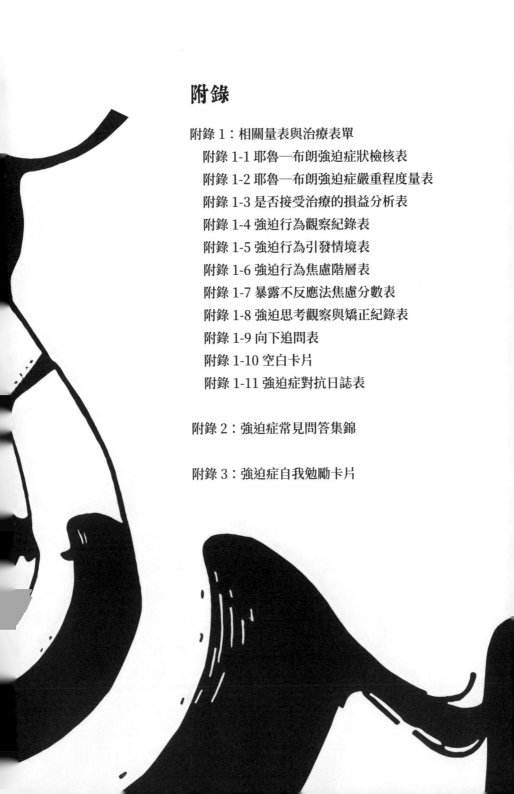

附錄

附錄 1-1　耶魯—布朗強迫症狀檢核表

(The Symptom Checklist of Yale-Brown Obsessive-Compulsive Scale)

湯華盛、黃政昌　合譯

姓名：＿＿＿＿＿＿　日期：＿＿＿＿＿＿　次數：＿＿＿＿

作答說明：

檢查底下的所有症狀，若是最近一週內仍然出現的症狀，請在
「現在」的空格中打√；若是在過去曾經出現過，但現在已經
沒有再出現，則請在「過去」的空格中打√；若是「現在」或「過
去」皆未出現，則無需打勾。（PS：※ 字號表示可能是，也可
能不是強迫症）

第一類：強 迫 思 考

一、傷害的強迫思考

現在	過去	題號	項目內容	舉例
		1.	我害怕我可能會傷害自己	害怕用刀叉吃東西、害怕握住尖銳物品、害怕走近玻璃窗
		2.	我害怕我可能會傷害別人	害怕會對別人的食物下毒、害怕傷害嬰兒、害怕在火車前把人推倒、害怕傷害某人的感情；因無法提供協助，害怕必須為某些想像的災難負起責任；害怕因為給人不好的建議而導致傷害發生
		3.	我心裡有暴力或可怕的影像	謀殺或分割屍體的影像或其他令人噁心的畫面
		4.	我害怕突然說出髒話或侮辱別人的話	害怕在公共場所（如教堂）罵出髒話；害怕寫出淫穢的語詞
		5.	※ 我害怕會做出尷尬的事	害怕在社交場合會做出愚蠢的事來
		6.	我害怕控制不了衝動而做出遺憾的事	害怕開車去撞樹、害怕撞倒人、害怕刺傷了朋友
		7.	我害怕我會偷別人的東西	害怕「欺騙」了店員、害怕在商店偷竊一些廉價的物品
		8.	我害怕我將因為不夠小心而傷害別人	害怕因為沒有發現，而導致意外發生（例如：不知道開車闖禍而逃走）
		9.	我害怕必須為某些可怕事件的發生負責任	害怕因出門前檢查不夠仔細，而導致火災或家中遭小偷

二、汙染的強迫思考

現在	過去	題號	項目內容	舉例
		10.	我很在意或厭惡身體的排泄物或分泌物	害怕在公共場所感染愛滋病、癌症或其他疾病；害怕接觸自己的唾液、尿、糞便、精液或陰道分泌物
		11.	我很在意骯髒或細菌	害怕因為坐在特定椅子上、和人握手或觸摸門把，而遭細菌感染
		12.	我過度在意環境的汙染	害怕被石棉、放射線物質汙染；害怕接觸附近有毒廢棄物場所有關的事物
		13.	我過度在意特定的家用清潔劑	害怕接觸可能有毒的廚房、浴廁清潔劑、溶解劑、殺蟲劑或松節油
		14.	我過度在意動物	害怕因為觸摸昆蟲、貓狗或其他動物，而被汙染
		15.	我不喜歡黏黏的東西或殘渣	害怕接觸膠布或黏黏的東西，因為它可能含有汙染物在裡面
		16.	我在意因為被汙染而得病	害怕被感染而直接導致生病（不論多久才會發病）
		17.	我在意我將會汙染別人	害怕觸摸過有毒物質（如汽油）或自己的身體後，再去觸摸別人或是準備食物給別人吃

三、性的強迫思考

現在	過去	題號	項目內容	舉例
		18.	我有禁忌或異常的性幻想、影像或衝動	出現關於陌生人、家人或朋友的不合理「性幻想、影像或衝動」
		19.	我有對小孩或亂倫方面的性強迫思考	出現想對自己小孩或他人小孩，進行性猥褻的不合理「性幻想」
		20.	※ 我有同性戀方面的強迫思考	擔心「我是同性戀嗎？」或「假如我突然變成同性戀？」之類的問題，然而這些想法卻沒有任何證據基礎
		21.	※ 我有對別人性侵犯的強迫思考	出現自己會對成年的陌生人、朋友或家人進行性侵犯的不合理「性畫面」

四、囤積或節省的強迫思考

現在	過去	題號	項目內容	舉 例
		22.	我有囤積或節省東西的強迫思考	擔心丟掉一些似乎不重要的東西時，總認為在未來可能會需要，因此還是撿回來，於是蒐集很多沒有用的東西

五、宗教或道德的強迫思考

現在	過去	題號	項目內容	舉 例
		23.	我在意牽涉冒犯或褻瀆神明的事	擔心自己有褻瀆的想法、說出褻瀆的話，甚至因而遭受到懲罰
		24.	我過度在意對錯或道德	擔心自己是否總是能做出「正確的事」，是否說謊或欺騙別人

六、對稱或精確的強迫思考

現在	過去	題號	項目內容	舉 例
		25.	我有關於對稱和精確的強迫思考	擔心紙張和書本是否排列整齊，擔心計算和手稿是否正確完美

七、其他特殊的強迫思考

現在	過去	題號	項目內容	舉例
		26.	我覺得我需要知道或記住特定事物	相信自己需要記住某些不重要的事物，例如：汽車行照號碼、電視劇中某個演員的名字、舊的電話號碼、或 T 恤的標語
		27.	我害怕說出特定的事物	因為迷信而害怕說出特定的數字（如：4、13）、害怕說出某些話會對於死去的人不尊敬；害怕使用跟著魔、死亡相關的文字
		28.	我害怕說出不正確的事	害怕講錯事情、害怕沒有說出「完美」的話
		29.	我害怕失去某些東西	害怕會遺失皮夾或其他不重要的東西（如：一些筆記紙）
		30.	我被突然插入的其他影像所困擾（非上述）	隨時出現的、或心中不想要的影像
		31.	我被突然插入的無意義聲音、話語、音樂所困擾	有話語、歌聲或音樂在心中，而且無法停止
		32.	※ 我被特定的聲音或噪音所困擾	擔心時鐘的滴答聲太大聲或隔壁房間有聲音，因而干擾自己的睡眠
		33.	我有幸運和不幸運的數字	擔心自己得做某個活動達到特定的次數（如：數字 13），或延長活動時間一直到幸運時刻到來
		34.	特定的顏色對我有特別的意義	害怕使用某種特定顏色的物品（如：黑色可能和死亡有關；紅色則與血液、受傷有關）
		35.	我有某些迷信的害怕	害怕通過墳墓、靈車或黑色的貓；害怕和死亡有關的預兆

八、身體的強迫思考

現在	過去	題號	項目內容	舉 例
		36.	※ 我過度在意生病或疾病	即使醫師保證自己沒有生病，還是擔心自己會生病，如：癌症、心臟病、愛滋病等
		37.	※ 我過度關心身體某個部份或外表的某個地方（身體臆形症）	即使得到的保證是與自己所想相反的結果，還是非常在意自己的臉、耳朵、鼻子或身體的某個部位是厭惡、醜陋的

● 請從上述勾選「現在」的項目中，依序列出 4 項最感困擾的「強迫思考」(填寫題號)

1.＿＿＿＿＿ ; 2.＿＿＿＿＿ ; 3.＿＿＿＿＿ ; 4.＿＿＿＿＿

● 其他強迫思考 (題目中沒有的)：

1.＿＿＿＿＿＿＿＿＿＿＿＿＿＿＿＿＿＿＿＿＿＿＿＿＿＿

2.＿＿＿＿＿＿＿＿＿＿＿＿＿＿＿＿＿＿＿＿＿＿＿＿＿＿

3.＿＿＿＿＿＿＿＿＿＿＿＿＿＿＿＿＿＿＿＿＿＿＿＿＿＿

4.＿＿＿＿＿＿＿＿＿＿＿＿＿＿＿＿＿＿＿＿＿＿＿＿＿＿

第二類：強　迫　行　為

九、清潔或清洗的強迫行為

現在	過去	題號	項目內容	舉例
		38.	我過度或儀式化的洗手	在實際觸摸或自認為已經觸摸過汙染物後，一天中必須洗手很多次，或洗很長的時間，可能包括洗整隻手臂
		39.	我過度或儀式化的淋浴、盆浴、刷牙、裝扮、或如廁的習慣	淋浴、沐浴或其他日常盥洗活動可能持續好幾個小時。假如這個順序被打斷，則整個過程必須重新開始
		40.	我有關於清潔家庭用品或其他物體的強迫行為	過度清洗水龍頭、浴廁、地板、廚房流理台或廚房器具
		41.	我用一些方法避免與汙染物接觸	要求家人幫忙處理或搬移殺蟲劑、垃圾、汽油罐、生肉、油漆、藥物櫃內藥或貓窩的排泄物。假如一定要自己去做，則會戴手套去處理

十、檢查的強迫行為

現在	過去	題號	項目內容	舉 例
		42.	我會去檢查我沒有傷害到別人	檢查自己的確沒有傷害別人而不自知；自己可能會要求別人一再保證或以電話詢問，確定每件事都是沒問題的
		43.	我會去檢查我沒有傷害到自己	在處理過於尖銳或破碎的東西後，一直在尋找流血的傷口；經常去看醫生，要求醫生保證自己沒有受傷
		44.	我會去檢查並未發生的恐怖事件	相信報紙或廣播電視中出現的某些災難，是自己所引發的，因此不斷要求別人保證這些意外不是自己引起的
		45.	我會去檢查我有沒有犯錯	出門前重複檢查門鎖、瓦斯爐、電源插座；當閱讀、寫作或進行簡單的計算時，重複檢查以確定自己不會犯任何錯誤
		46.	我會去檢查跟身體的強迫思考有關的部份	尋求醫師或朋友的一再保證，自己並沒有心臟病或罹患肺癌；重複地檢查脈搏、血壓或體溫；重複檢查自己身體的味道；在鏡子前檢查自己的外表，尋找醜陋的部分

十一、重複儀式的行為

現在	過去	題號	項目內容	舉 例
		47.	我會重複地閱讀或寫東西	因為掉入重複閱讀的循環中，而花費好幾個小時去讀書中的某幾頁或寫出幾個字，因為掉入重複閱讀的循環中；擔心自己無法了解剛剛所讀的東西；尋找一個完美的字或詞；對於書中特定的字有強迫思考
		48.	我必須重複日常的活動	重複活動，如：打開或關閉某些用具、綁頭髮、進出門口、注視特定方向、除非做這些事情次數正確，否則無法感到舒適

十二、計算的強迫行為

現在	過去	題號	項目內容	舉例
		49.	我有計算的強迫行為	重複計算天花板或地磚、書架上的書、牆壁上的釘子、甚至海邊的沙粒；如果重複某些特定活動（如洗手），會邊做邊計算

十三、排序或整理的強迫行為

現在	過去	題號	項目內容	舉例
		50.	我有排序或安排整齊的強迫行為	在家裡浪費好幾個小時，以「特定順序」來排列好桌上的紙筆或書架上的書；這些順序如果被打斷會變得非常沮喪

十四、囤積或蒐集的強迫行為

現在	過去	題號	項目內容	舉例
		51.	我有囤積或蒐集東西的強迫行為	儲存舊報紙、筆記本、罐子、紙巾、包裝紙和空瓶子，深怕丟掉之後，若某天需要時怎麼辦；從路上或垃圾桶中蒐集沒有用的東西

十五、其他特殊的強迫行為

現在	過去	題號	項目內容	舉 例
		52.	我有心靈的儀式行為（有別於檢查或計算）	在腦海裡執行儀式，如禱告、想出一個好的念頭來抵銷不好的念頭。這些和強迫思考並不相同，因為你自己是有目的性的「執行」它們，來降低焦慮或讓自己好過一點
		53.	我必須去說、發問或告解某些東西	要求別人給予一再保證，承認自己並沒有做出任何不對的行為；相信自己必須告訴別人特定的話，才能讓自己好過一點
		54.	※ 我必須去觸摸、拍打或摩擦某些東西	有股衝動去摸粗糙的表面（如木頭）或熱的表面（如爐子）；有股衝動想去摸別人；相信自己必須觸摸一個特定的物體（如電話）才能避免家人生病
		55.	我會衡量一些事物以避免可怕事件發生，或傷害自己或別人	自己會遠離尖銳或破掉的東西，如刀子、剪刀和碎掉的玻璃
		56.	※ 我有儀式性的飲食行為	在用餐之前必須把食物、刀叉按一定的次序擺放；吃東西有一定嚴格的儀式，如：時鐘一定要剛好指在特定的時間，才能用餐
		57.	我有迷信的行為	如果公車或飛機的號碼是特定不吉利的數字（如 4 或 13）就不搭乘了；每月的 13 日（或 4 日）絕不出門；只要經過喪家或喪禮，就把穿過的衣服丟掉
		58.	※ 我會拔我的頭髮（拔毛症）	用手指或鑷子，將頭皮、眼皮、眼睫毛或其他部分的毛髮拔下來；自己可能因為禿頭而需要戴上假髮；可能需要拔掉眉毛或弄平眼皮

● 請從上述勾選「現在」的項目中，依序列出 4 項最感困擾的
「強迫行為」（填寫題號）

1.＿＿＿＿＿ ; 2.＿＿＿＿＿ ; 3.＿＿＿＿＿ ; 4.＿＿＿＿＿

● 其他強迫行為（題目中沒有的）：

1.＿＿＿＿＿＿＿＿＿＿＿＿＿＿＿＿＿＿＿＿＿＿＿＿＿

2.＿＿＿＿＿＿＿＿＿＿＿＿＿＿＿＿＿＿＿＿＿＿＿＿＿

3.＿＿＿＿＿＿＿＿＿＿＿＿＿＿＿＿＿＿＿＿＿＿＿＿＿

4.＿＿＿＿＿＿＿＿＿＿＿＿＿＿＿＿＿＿＿＿＿＿＿＿＿

附錄 1-2　耶魯－布朗強迫症嚴重程度量表

(The 10-item Scale of Yale-Brown Obsessive-Compulsive Scale)

湯華盛、黃政昌　合譯

姓名：＿＿＿＿＿＿　日期：＿＿＿＿＿＿　次數：＿＿＿＿

作答說明：

1-5 題是強迫思考，6-10 題是強迫行為，請依照您主要的強迫
症狀作答，並在題目上圈選適當的數目或於題號前填寫數目。

● **主訴的【強迫思考】：**＿＿＿＿＿＿＿＿＿＿＿＿＿＿＿＿

＿＿＿　1. 您每天花多少時間在強迫思考上？每天強迫思考出現的頻率
　　　　有多高？

　　　0= 完全無強迫思考（回答此項，則第 2、3、4、5 題也會選 0；所以直接作
　　　　答第 6 題）。

　　　1= 輕微（少於 1 小時），或偶爾有（1 天不超過 8 次）。

　　　2= 中度（1 至 3 小時），或常常有（1 天超過 8 次，但 1 天大部分時數是
　　　　沒有強迫思考）。

　　　3= 重度（多於 3 小時但不超過 8 小時），或非常高頻率（1 天超過 8 次，
　　　　且 1 天大部分時數是有強迫思考）。

　　　4= 極度（多於 8 小時），或幾乎無時無刻都有（次數多到無法計算，且 1
　　　　小時內很少沒有多種強迫思考）。

_____ 2. 您的強迫思考對社交、學業成就或工作能力有多大的妨礙？
   （假如目前沒有工作，則強迫思考對每天日常活動的妨礙有多大？）（在
   回答此選項時，回想是否有任何事情因為強迫思考，而不去做或較少做。）
   0= 不會受妨礙。
   1= 輕微。稍微妨礙社交或工作活動，但整體表現並未障礙。
   2= 中度。確實妨礙社交或工作活動，但仍可應付。
   3= 重度。導致社交或工作表現的障礙。
   4= 極度。無能力應付社交或工作。

_____ 3. 您的強迫思考給您帶來多大的苦惱或困擾？
   0= 沒有。
   1= 輕微。不會太煩人。
   2= 中度。覺得很煩，但尚可應付。
   3= 重度。非常煩人。
   4= 極度。幾乎一直持續且令人喪志地苦惱。

_____ 4. 您有多努力對抗強迫思考？您是否嘗試轉移注意力或不去想
   它呢？（重點不在於轉移是否成功有效，而在於你有多努力對抗或嘗試
   頻率有多高）
   0= 一直不斷地努力與之對抗（或症狀很輕微，不需要積極地對抗）。
   1= 大部分時間都試圖與之對抗（超過一半的時間我都試圖與之對抗）。
   2= 用些許努力去對抗。
   3= 屈服於所有的強迫思考，未試圖控制，但仍有一些不甘心。
   4= 完全願意屈服於強迫思考。

_____ 5. 您控制強迫思考的能力有多少？您停止或轉移強迫思考的效果如何？（注意：不包括透過強迫行為，來停止強迫思考）

0= 完全控制。我可以完全控制。

1= 大多能控制。只要花些力氣與注意力，即能停止或轉移強迫思考。

2= 中等度控制。「有時」能停止或轉移強迫思考。

3= 控制力弱。很少能成功地停止或消除強迫思考，只能轉移。

4= 無法控制。完全不能自主，連轉移一下強迫思考的能力都沒有。

● 主訴的【強迫行為】：_____

_____ 6. 您每天花多少時間在強迫行為上？每天做出強迫行為的頻率有多高？

0= 完全無強迫行為（回答此項，則第 7、8、9、10 題也會選 0）。

1= 輕微（少於 1 小時），或偶爾有（1 天不超過 8 次）。

2= 中度（1 至 3 小時），或常常有（1 天超過 8 次，但 1 天大部分時數是沒有強迫行為）。

3= 重度（多於 3 小時但不超過 8 小時），或非常高的頻率（1 天超過 8 次，且 1 天大部分時數是有強迫行為）。

4= 極度（多於 8 小時），或幾乎無時無刻都有（次數多到無法計算，且 1 小時內很少沒有多種強迫行為）。

_____ 7. 您的強迫行為對社交、學業成就或工作能力有多大的妨礙？
（假如目前沒有工作，則強迫行為對每天日常活動的妨礙有多大？）

0= 不會受妨礙。

1= 輕微。稍微妨礙社交或工作活動，但整體表現並未障礙。

2= 中度。確實妨礙社交或工作表現，但仍可應付。

3= 嚴重。導致社交或工作表現的障礙。

4= 極度。無能力應付社交或工作。

____ 8. 假如被制止從事強迫行為時，您有什麼感覺？您會有多焦慮？

0= 沒有焦慮。

1= 輕微。假如強迫行為被阻止，只是稍微焦慮。

2= 中度。假如強迫行為被阻止，會有中等程度的焦慮，但是仍可以應付。

3= 嚴重。假如強迫行為被阻止，會明顯且困擾地增加焦慮。

4= 極度。假如有任何需要改變強迫行為的處置時，會導致極度地焦慮。

____ 9. 您有多努力去對抗強迫行為？或嘗試停止強迫行為的頻率？
（僅評估你有多努力對抗強迫行為或嘗試頻率有多高，而不在於評估你
停止強迫行為的效果有多好）

0= 一直不斷努力的對抗（或症狀很輕微，不需積極地對抗）。

1= 大部分時間能嘗試著去對抗（超過一半的時間，我都在嘗試對抗）。

2= 只用些許努力去對抗。

3= 屈服於所有的強迫行為，沒有嘗試去控制它們，但有一點不甘心。

4= 完全願意屈服於強迫行為。

____ 10. 您控制強迫行為的能力有多少？您停止強迫行為（儀式）的
效果如何？（假如你很少去對抗，那就回想那些少數對抗的情境，
以便回答此題）

0= 完全能控制。我可以完全控制。

1= 大多能控制。只要一些努力與意志力，就能停止強迫行為。

2= 中等度控制。有時後控制強迫行為，有一些困難。

3= 控制力弱。只能忍耐耽擱一下時間，但最終還是必須完成強迫行為。

4= 完全無法控制。連耽擱一下的能力都沒有。

附錄 1-3　是否接受治療的損益分析表

姓名：＿＿＿＿＿＿＿　日期：＿＿＿＿＿＿＿　次數：＿＿＿＿＿＿＿

強迫症狀「主題」：＿＿＿＿＿＿＿＿＿＿＿＿＿＿＿＿＿

接 受 治 療	不 接 受 治 療
● 優點或好處	● 優點或好處
1.	1.
2.	2.
3.	3.
4.	4.
5.	5.
6.	6.
● 缺點或壞處	● 缺點或壞處
1.	1.
2.	2.
3.	3.
4.	4.
5.	5.
6.	6.

附錄 1-4　強迫行為觀察紀錄表

姓名：＿＿＿＿＿＿＿　日期：＿＿＿＿＿＿＿　次數：＿＿＿＿＿＿＿

強迫症狀「主題」：＿＿＿＿＿＿＿＿＿＿＿＿＿＿＿＿＿＿＿＿

時間 （日期時間）	引發情境 （引發強迫行為的刺激與地點）	強迫行為 （重複的行為或儀式）	焦慮分數 （執行強迫行為前—後的焦慮分數）	花費時間 （執行強迫行為或儀式所花費的分鐘數）

註：　焦慮分數：請用 0 分（完全平靜、沒有任何不舒服）至 100 分（非常沮喪、焦慮到極點）
　　　的尺度，評量強迫行為前—後的焦慮分數。

附錄 1-5　強迫行為引發情境表

姓名：＿＿＿＿＿＿＿　日期：＿＿＿＿＿＿＿　次數：＿＿＿＿＿＿

強迫症狀「主題」：＿＿＿＿＿＿＿＿＿＿＿＿＿＿＿＿＿＿＿＿

引發焦慮或害怕的情境	焦慮分數 (0-100)

註：　焦慮分數：請用 0 分（完全平靜、沒有任何不舒服）至 100 分（非常沮喪、焦慮到極點）
　　　的尺度，評量引發情境的焦慮分數。

附錄 1-6　強迫行為焦慮階層表

姓名：＿＿＿＿＿＿　日期：＿＿＿＿＿＿　次數：＿＿＿＿＿

強迫症狀「主題」：＿＿＿＿＿＿＿＿＿＿＿＿＿＿

引發焦慮或害怕的情境	焦慮分數 (0-100)	治療順序

註：　焦慮分數：請用 0 分（完全平靜、沒有任何不舒服）至 100 分（非常沮喪、焦慮到極點）的尺度，評量引發情境的焦慮分數。

附錄 1-7　暴露不反應法焦慮分數表

姓名：＿＿＿＿＿＿＿　日期：＿＿＿＿＿＿＿　次數：＿＿＿＿＿

暴露作業：＿＿＿＿＿＿＿＿＿＿＿　練習時間：＿＿＿＿＿＿＿

（註：縱軸焦慮分數 0 分表示無焦慮，100 分表示極度焦慮。）

焦慮分數

| 100 | 90 | 80 | 70 | 60 | 50 | 40 | 30 | 20 | 10 | 0 |

暴露時間（分鐘）
0　1　3　5　7　9　12　15　20　25　30　35　40　45　50　55　60

暴露作業：＿＿＿＿＿＿＿＿＿＿＿　練習時間：＿＿＿＿＿＿＿

（註：縱軸焦慮分數 0 分表示無焦慮，100 分表示極度焦慮。）

焦慮分數

| 100 | 90 | 80 | 70 | 60 | 50 | 40 | 30 | 20 | 10 | 0 |

暴露時間（分鐘）
0　5　10　15　20　25　30　35　40　45　50　55　60　90　120

附錄 1-8　強迫思考觀察與矯正紀錄表

姓名：＿＿＿＿＿＿　日期：＿＿＿＿＿＿　次數：＿＿＿＿＿＿

強迫思考「主題」：＿＿＿＿＿＿＿＿＿＿＿＿＿＿＿＿＿＿

自我觀察				認知矯正	
情境／引發因素	強迫思考 （不想要的，但卻無法控制、難以排除的想法）	解釋 （對於強迫思考的解釋）（相信程度0分-100分）	情緒 （強迫思考所帶來的焦慮、害怕、難過、罪惡等情緒）（情緒強度0分-100分）	合理的解釋 （對強迫思考的合理解釋）（相信程度0-100）	結果 （1. 對原來不合理解釋的相信程度0分-100分；2. 對現在合理解釋所產生的情緒與情緒強度，0分-100分）

附錄 1-9　向下追問表

姓名：＿＿＿＿＿＿　日期：＿＿＿＿＿＿　次數：＿＿＿＿＿

強迫症狀「主題」：＿＿＿＿＿＿＿＿＿＿＿＿＿＿＿＿＿＿

↓如果……＿＿＿＿＿＿＿＿＿＿＿＿＿＿＿＿＿＿＿＿＿＿

↓然後，我就……＿＿＿＿＿＿＿＿＿＿＿＿＿＿＿＿＿＿

↓然後，我就……＿＿＿＿＿＿＿＿＿＿＿＿＿＿＿＿＿＿

↓然後，我就……＿＿＿＿＿＿＿＿＿＿＿＿＿＿＿＿＿＿

↓然後，我就……＿＿＿＿＿＿＿＿＿＿＿＿＿＿＿＿＿＿

↓最糟糕的情形是發生什麼事？＿＿＿＿＿＿＿＿＿＿＿＿＿

↓它會帶來何種嚴重的生命威脅或是財產損失？＿＿＿＿＿＿

＿＿＿＿＿＿＿＿＿＿＿＿＿＿＿＿＿＿＿＿＿＿＿＿＿＿＿＿

Q1：這屬於何種不合理自動化思考：

＿＿＿＿＿＿＿＿＿＿＿＿＿＿＿＿＿＿＿＿＿＿＿＿＿＿＿＿

＿＿＿＿＿＿＿＿＿＿＿＿＿＿＿＿＿＿＿＿＿＿＿＿＿＿＿＿

Q2：您覺得這個思考邏輯上的問題為何：

＿＿＿＿＿＿＿＿＿＿＿＿＿＿＿＿＿＿＿＿＿＿＿＿＿＿＿＿

＿＿＿＿＿＿＿＿＿＿＿＿＿＿＿＿＿＿＿＿＿＿＿＿＿＿＿＿

Q3：下次再出現這種想法，有何替代性或較合理的思考方式：

＿＿＿＿＿＿＿＿＿＿＿＿＿＿＿＿＿＿＿＿＿＿＿＿＿＿＿＿

＿＿＿＿＿＿＿＿＿＿＿＿＿＿＿＿＿＿＿＿＿＿＿＿＿＿＿＿

附錄 1-10　空白卡片

（卡片正面）

【強迫思考內容】

（卡片正面）

【反駁或質疑的證據】

結論：

附錄 1-11　強迫症對抗日誌表

姓名：＿＿＿＿＿＿＿＿　日期：＿＿＿＿＿＿＿至＿＿＿＿＿＿＿

時間	做得不錯的地方？	如何做到的？	做得不滿意的地方？	以後如何改進？

附錄2　強迫症常見問答集錦

在 PART4〈患者與治療師的心路分享〉中，已根據患者或家屬可能遭遇的問題，深入地討論與說明。本強迫症常見問答集錦乃是根據湯華盛醫師所主持的「中華民國生活調適愛心會強迫症專區」匯集而成。討論區的內容包括患者、家屬、網友針對強迫症所提出的疑惑，以及網頁主持人專業而真誠的回應。其中的問題非常生活化，相當契合讀者的實際需要。筆者進一步將這些問答集結整理為6大類，讀者可簡便地瀏覽查詢，以解開您對強迫症的諸多疑惑，它們分別是：

一、這樣的症狀是強迫症嗎？

二、藥物療效與副作用為何？

三、心理治療的效果與進行方式為何？

四、如何告訴家人自己生病了？如何面對朋友？

五、催眠、音樂與其他方法有療效嗎？

六、兵役、法律與其他問題？

一、這樣的症狀是強迫症嗎？

Q1：醫師您好！我今年已經23歲了，有這些症狀可能也快10
　　年了。像是電燈關了又開，開了又關，只要做動作的同時，

想到一些不好的念頭，就覺得一定要再重複做那個動作，所有的生活瑣事都是如此。我這樣算是強迫症嗎？另外，我覺得這些症狀隨著生活壓力增大時更為嚴重，我該如何治療呢？

A1：強迫行為中，以「清洗」與「檢查」此兩種強迫行為出現頻率最高。您「重複開關電燈」的確是強迫症的典型症狀，因此您會覺得：「很煩！為什麼要為這些瑣事不斷重複呢？」其實患者表現出「檢查」的強迫行為，是因為擔心若不檢查會導致嚴重後果或不祥的事件發生，於是不斷地檢查，但是一檢查就沒完沒了，越檢查越焦慮，只能檢查到「感覺對了」為止。尤其在壓力大時，「檢查」的強迫行為變得更明顯，壓力小時會減輕一些，但是無法根治。治療強迫症主要還是以藥物為主，搭配認知行為治療效果更好。

Q2：湯醫生，你好！之前因為洗手洗到手都龜裂了，所以去看皮膚科醫生，皮膚科醫生跟我說，我可能是因為強迫症的緣故，才會有一直洗手的行為，那時我才正視到這個問題。不知道從什麼時候開始，我只要一碰到東西，就很怕有什麼細菌或病毒，所以我就會立刻去洗手，尤其是睡前洗得更頻繁。後來只要出去外面，我都會非常害怕與人接觸，也不敢去找工作。我真的覺得好痛苦，好累……。

我看了幾本關於強迫症的書，上面都說要去看醫生，但我想我應該先試試克制自己，說不定靠自己就能克制住了！後來洗手的次數的確有減少，心情也比較開朗了！每次看到新聞裡播報有人得病，我就會覺得心頭一緊，本來的好心情通通不見了！這時我會立刻告訴自己：「沒關係！別太緊張，只要自己多注意衛生就不會得病！」我本來以為自己真的好得差不多了。誰知道最近因為我的腳被病毒感染，跑去看皮膚科醫生時他說會傳染，於是我又開始了，一天裡洗手的次數又增加，手碰到被腳踩過的地方，又不小心碰到臉，所以又洗了臉。洗一次怕洗不乾淨，就洗二次，但還是怕洗不乾淨。心情變得好惡劣，好想哭。

像我這種情況要去看醫生嗎？但我又覺得我應該沒嚴重到要去看醫生，我到底該怎麼辦呢？因為我不太敢去看醫生。如果真要去看醫生，要找哪一科？

A2：您清洗的強迫行為主要是害怕感染細菌、病毒，才會導致外出與人見面時不敢跟人握手。有的人甚至不敢去細菌多的處所，例如醫院等處所。若一定要去，回家之後一定要全身清洗一遍才放心。您因為強迫症而不敢去工作，這在強迫症患者中是很常見的。您曾經憑自己的毅力對抗強迫症，雖然可以稍為減少清洗的次數，但是一旦有類似「腳受到感染」的壓力事件出現，您原先對強迫症的防禦攻勢可說是完全瓦解。所以，與其自力救濟不如去請教精神科

專科醫師，因為強迫症是一個頑強、狡猾的敵人，必須要有專家的診治才能治得了它。精神科醫師憑藉的是藥物與心理治療，只要有耐心接受治療，強迫症是可以克服的。

Q3：別人講話、看電視、讀書、聽歌或是默念的時候，我聽完還會再重複一遍原來的字或句子，有時還重複兩、三遍呢！有時明明沒有重複覆誦，卻發神經地問自己為何沒有，接著很自然地就再想一遍了，我覺得我已經習慣重複了。很痛苦卻不知是強迫症還是心理因素所導致，請幫幫我！

A3：這種強迫思考有如餘音繞樑三日不絕於耳，有的人更嚴重到幾乎無時無刻不斷地在腦海中出現歌聲，因幾乎無法專心讀書而困擾萬分。其實藥物治療對於這種強迫思考只有一半的治療效果，倒是可以運用認知行為的方法「轉移注意力」。雖然剛開始無法有效的轉移，患者常常會覺得像在拔河比賽般有輸有贏，但是只要繼續持續練習，終會有改善的。再者，就像處理耳鳴的困擾般，只要不太注意，耳鳴聲就不會產生太大的干擾。所以不要太介意這些聲音並且與它共處，只要盡量專注在此時您該做的事情上，養成一心二用的習慣！雖然聲音無法完全消失，但是它久而久之會變成背景，如此也就不太會影響您的專注力了。

Q4：您好！我是個上班族，27歲，凡事都講求小心與完美，例如：

1. 如果事情走向非自己所預期，就會感到不順遂、心煩；
2. 要做的事情一定要達成，如果不達成就會強烈地感到不完美；3. 即使吃飽了，看到食物不管好吃不好吃，都一定要全部吃下去。以上等等，請問是強迫症的症狀嗎？

A4：你的情況是一種強迫性格，也就是每天生活一定要依照心中預想的規則去做，若事情的結果沒有符合預期，則會焦慮、甚至生氣。「凡事都講求完美與小心」，所以一切行為都很保守、缺乏創意，也不會去冒險。我相信您的另一半一定覺得您一點都不浪漫，每天生活非常規律卻沒有任何變化。生活上也很節儉，不會隨便浪費金錢或食物。過度的責任感也讓您背負無形重擔，每天緊張兮兮的，變得不苟言笑，過度地先天下之憂而憂。

Q5：腦部功能與強迫症的關係？難道是腦部哪個區域導致追求完美的傾向？

A5：強迫症患者因為腦部特定區域缺損，例如：大腦基底核與前額葉，所以造成過度專注於細節，以致有程度不等的完美傾向。雖然體質如此，但是的確有方法可以克制：結合藥物與心理治療是最新的有效脫困之道。

Q6：想請問您，我多年來無節制地消費，明知不應該卻又停不下來，老是東買東西，然後因為極度自責，於是想盡辦法

要把買來的東西賣掉，這是強迫症嗎？我該怎麼辦？

A6：您的情況很有可能是「強迫性購物症」，也就是無法抗拒購物慾望，若不去買會渾身不對勁，買了之後雖會有抒解的感覺，但是購買的又不是真正需要的東西。這種疾病屬於衝動控制疾患，也屬於廣義的強迫症。可以去尋求精神科專科醫師診治！

二、藥物療效與副作用

Q1：我先生是強迫症患者，每日服用克憂果（Seroxat）與贊安諾（Xanax）大約一年，最近計劃受孕，請問藥物會對胎兒有影響嗎？若自行停藥，多久後受孕較佳？我本身沒有服用任何藥物，謝謝。

A1：一般而言，先生服藥不會影響胎兒的，所以請放心懷孕。但是假如妳服用精神科藥物，就要特別小心，最好與妳的醫師討論，有計畫的懷孕，才不會害怕胎兒畸型而墮胎。若懷孕了，前三個月最好不要服用任何藥物，因為前三個月是胎兒所有器官成形的關鍵時刻。

Q2：在未經醫師允許的情況下，我已經自行停藥一個多月。這一個多月，碰巧生活上產生很大的變化，因為先生的關係，

我必須換工作和搬家，我以為自己可以撐得過去，怎料當我一人獨自在家時，憂鬱症和強迫症的症狀又找上我了。身體也出現一些麻木暈眩的感覺，卻找不到原因。我甚至會莫名的哭泣，有一些躁進的舉動，變得很焦慮、興奮、緊張，每天一直上網看工作和找房子，弄得我很疲倦卻又停不下來，變得沒有吃安眠藥就無法入睡。

我很想再回去找醫師談談，可是已經一個多月沒有回診，很害怕去看醫師，我不知道該怎麼辦才好？請給我一些建議好嗎？謝謝！

A2：很多病人服用藥物一段日子之後，就會開始不規律地服藥，甚至自己停藥。這些病人很可憐，雖然覺得藥物有效，卻又擔心副作用，因為朋友跟他說精神科藥物會傷肝傷腎，甚至會成癮，無法戒除。自行停藥之後，前幾個月尚可，但是不出半年又開始出現強迫症症狀了，所有的治療都要從頭開始。所以請您一定要回診，醫師不會責備不服藥的病人。若不回診，損失的是您自己，藥物一定要持續，藥效才能發揮，您的工作、生活步調方能正常，生活品質才能有保證！若硬拗雖然贏得面子，卻徹底失去裡子。長此以往會讓您的腦力盡失，提早進入神經衰弱的境地，那可就糟了！

Q3：本人在精神科就診兩個多月，目前已有顯著的改善，請問

湯醫師，百憂解是否會對性功能會造成相當程度的影響？

A3：若服用高劑量的百憂解的確會影響性功能，也就是延遲射精，但並不是每個人都會出現此一副作用，請安心服用！現在所有選擇性血清素抑制回收劑都有影響性功能的副作用。只要症狀穩定之後再調降藥物劑量，就可以減低這種副作用。

Q4：如果有強迫症，服用抗鬱劑卻沒反應該怎麼辦？有其它治療方法嗎？強迫症會併發思覺失調症或躁鬱症嗎？強迫症的病因找出來了嗎？會不會痊癒？

A4：若使用抗憂鬱劑治療強迫症無效，則可以加上低劑量的抗精神病藥物治療，或加上其他可以增強抗憂鬱劑效用的藥物。其實若能適度地學習認知行為的法則，將可以增強對抗強迫症的效果。強迫症與思覺失調症、躁鬱症是不同的疾病，應該沒有因果關係。若同時有這些疾病，或許只是恰巧共同罹患這些疾病罷了！強迫症的病因至今仍然沒有明確的答案。一般而言，強迫症是一種起起伏伏的慢性疾病，要有長期抗戰的心理準備。

三、心理治療的效果與進行方式為何？

Q1：我知道要藥物治療配上行為治療，才能有更佳的療效。我也想試試洪水暴露法，但它好像會令我抓狂、做不來，所以只剩下轉移注意力法可行，但是又該如何轉移終止我的想法呢？其實一切好壞都在一念之間，當然我也知道不去想、不去做也不會死，但要控制自己的心智思想好像很難做到，又沒人可以講，所以請幫忙一下，告訴我如何轉移？

A1：的確，藥物配合認知行為治療對於強迫症的療效最好。但是強迫思考藏在腦內看不見，如何中斷呢？這對很多病友是一大挑戰！其實還是兩個原則：第一、「暴露不反應法」：也就是暴露在強迫思考當中，不要對強迫思考有任何評價，只要知道強迫思考來了，強迫思考走了，起心動念都僅止於第一念，不要有第二念。第二、轉移注意力：將注意力轉移到當下該做的事情上，例如：讀書、看報、運動、做作業等，千萬不要讓強迫症影響您的日常生活。有時太注意強迫思考，症狀反而會比較嚴重，因此只需要用眼睛餘光「瞄」一下強迫症還在不在即可，可以共存就共存，久而久之它覺得無趣就會走了！

Q2：我通常對抗強迫症的行為如下：如果想洗手，那麼就不要洗手；如果想檢查東西，那麼就好好地只檢查一次。可是，我不知道怎麼對抗以下的強迫症行為：如果買回來的麵包外型受損了，我就覺得不能吃，要是吃了，就會對自己不

好。那麼，我是不是應該吃，然後不要理吃了之後的反應？因為我很想丟掉麵包，但是我知道丟了會很痛苦，所以沒丟。但麻煩的是我既沒丟也不敢吃，因為吃了會很痛苦。請問醫師，怎樣做比較好？

A2：其實就是用「暴露不反應法」對付，也就是「儘管大膽地吃完麵包」，這就是「暴露」在您害怕的情境之下。接著您會很焦慮是否吃下髒東西，這時您就採取「不反應」，也就是不要再催吐，不要擔心會染上疾病。焦慮自然會在一段時間後降低。如此不斷地練習，焦慮降得更快，強迫症症狀就會越來越減少！

Q3：何謂「暴露不反應法」？

A3：所謂「暴露不反應法」就是暴露在強迫症的環境之中，但是不要去反應。四步驟其實是行為治療中的「暴露不反應」法，也就是：當強迫症出現時，先確認這是強迫症在作祟，並非我的習性。第二就是歸因於腦部的缺損，因而傳遞錯誤的訊息。第三就是轉移注意力，不要花時間在強迫症症狀上，而是轉移注意力在正常的行為上，例如：運動、看電視、與別人聊天等，想盡辦法不要做強迫行為。最後就能貶低強迫症的價值，也就是「再評價」。

四、如何告訴家人自己生病了？如何面對朋友？

Q1：我想請問大家，你們會告訴家人自己有強迫症嗎？如果會，那你們會跟家人詳細說明強迫症症狀的內容嗎？如果不會跟家人講，又是為什麼呢？我發病到現在已經半年了，因為怕家人擔心，所以我至今都不敢講。如今我有升學的問題必須跟家人商量，而且必須在「我有強迫症」的前提下做出發，所以我一直猶豫該不該跟家人說！請大家提供意見，感激不盡！

A1：如果發現自己罹患強迫症，可以在適當時機跟家人說明，因為家屬是我們對抗強迫症的重要支柱。若刻意蒙蔽，吃虧的只是自己而已。您可以上網下載資料，或跟醫院要有關強迫症的衛教單張，根據這些資料跟家人說明自己生病的情形。必要時也可以請診治醫師跟家人說明病情。

Q2：今天看的電視節目中提到「沒人要的結婚對象」排名第七就是「身體有病」的人，而且強迫症還不是普通的病，我想沒有人是不自私的吧！我即將跟相愛的另一半論及婚嫁，我想要開口告訴另一半實情，因為我覺得誠實很重要，這需要非常大的勇氣，我覺得非常難以開口！我該怎麼辦？

A2：若是相愛就不會計較是否有身體疾病，最重要的是他對你

真正的感受如何？當然在認識之初，並不適合急著跟對方坦白自己的疾病，因為他還不太熟識你這個人，若知道你有強迫症，保證十之八九都會被嚇跑的。但是在結婚前，一定要讓對方知道自己罹患強迫症，千萬不要隱瞞病情。因為結婚之後，你還是得靠另一半的扶持，協助你對抗強迫症。

五、催眠、音樂與其他方法有療效嗎？

Q1：催眠治療對於強迫症有無效用？很抱歉，我不太方便講出我是在哪兒做催眠的，這是我的隱私。我只能說那是一位很專業的精神科醫師，有醫師執照也很資深，雖然我的強迫症至今還是沒有好，但我依然很感謝他！他治好了我許多其它的心理障礙。

A1：催眠對強迫症較無效用，但是對於心理上的衝突或創傷有其一定的功效。所以你若合併其他精神疾患，當然可以配合催眠治療。現在臺灣已經有一些醫師在做催眠治療，但仍是少數且多是自行開業的醫師。

不過，現在有越來越多半路出家的「催眠大師」，可能沒有醫學背景，比較偏向表演性質。他們也有一些功力，會催眠鱷魚、雞、鴨、小動物等等。我也不能說半路出家的

就不好，但是他們治療功力如何？有的人以催眠做表演，偏向娛樂性，那是一種路線；有的人用催眠做心理治療，這就很嚴肅了，它挖掘您潛意識的創傷，進而治療您的心理問題。如果你想要試試催眠療法，請記得要找真正有經驗與執照的治療師。尤其口碑不錯的，這樣對我們才比較有保障！

Q2：聽說德國音樂作曲家彼得‧休伯納的微宇宙音樂對強迫症具有治療效果，甚至效果會比藥物好上 4 到 6 倍，請問湯醫師暨網上的夥伴們，果真如此嗎？

A2：有關共振音樂的療效，必須保守看待，千萬不要過度推論！其實所謂的「音樂治療」的實驗，並非單純只用共振音樂，還須配合冥想靜坐等活動，所以對於焦慮、失眠等療效，不能全歸功於共振音樂。凡是音樂都可以有抒解情緒的效果，例如：對於憂鬱症的病人，給予振奮的音樂，會有提升情緒的效果。對於焦慮症的病人，給予輕音樂配合冥想輕鬆畫面，有減壓、減輕焦慮、安眠的效果。但是這些都是配合正統醫療的另類療法而已，無法取代藥物或認知行為治療。至於強迫症的療效，仍然受到質疑！千萬不要花大錢，做無謂的浪費，畢竟生活已經很苦了。健保是「俗擱大碗」，對於藥物的給付也不曾手軟，請善用健保資源！

六、兵役、法律與其他問題？

Q1：強迫症要如何申請免服兵役？

A1：強迫症是精神官能症，失能的程度落差很大，是否可以申請免役，須經由軍醫院決定。但可請您的主治醫師開立診斷書，向有關單位提出申請，步驟如下：1. 請主治醫生開立「一般診斷證明書」；2. 拿診斷證明及記錄至所屬兵役單位申請複檢；3. 持複檢通知單至指定醫院進行複檢（通常是軍醫院，如：三總、榮總）；4. 有的醫院可能須要住院，為期約 7 天，完成複檢程序後軍醫院會開立確認證明。

Q2：請問強迫症的人犯罪，例如：殺人或強盜等等，是否需要接受法律制裁？

A2：某些強迫症患者的確會有攻擊他人的念頭，那是一種強迫思考，並不會真的傷人。強迫症患者若傷人會被判刑，因為尚不至於構成心神喪失的程度，頂多是精神耗弱而已，但還是要看犯案是否與強迫症相關。

Q3：如果沒當兵，社會就認為這個人不可工作而不錄用嗎？我今年因強迫症被判免役，難道我因病免役也錯了嗎？

A3：強迫症免役之後，找工作被歧視，一定很令人難過。找工

作的技巧是不跟老闆明講自己免役的原因，其實不當兵的原因很多啊！最重要的是自己是否有足夠的能力勝任工作的要求，特別是試用期 3 個月當中，要表現正常，千萬不要遲到、早退，才不會被辭退。

附錄 3　強迫症自我勉勵卡片

四步驟（長版）　(正面)

1. **再確認**：（大聲喊）停，這些擔心是強迫症，不是真正的事實，所以我不用害怕擔心！

2. **再歸因**：這是大腦強迫症迴路啟動了，所以才覺得有危險，事實上根本沒有危險！

3. **再轉移**：我不要再理它，我要帶著焦慮不安，繼續做自己該做的事！

4. **再評價**：我不要再隨強迫症起舞了，我要當一個正常人，去過自己的人生！

八原則（長版）　(反面)

1. 強迫症就是一種「用各種災難或危險來恐嚇人的疾病」。
2. 記住：「強迫症是惡人無膽；遇弱則強，遇強則弱」。
3. 每天都要對抗強迫症，千萬不要讓它得寸進尺。
4. 向強迫症低頭或降服，只會讓強迫症更啃噬我們的心靈。
5. 強迫症是無法寄居在「意志堅定」的人身上。
6. 我們還有很多潛力沒有發揮，不要輕易放棄對抗的念頭。
7. 保持正常作息、維持應有活動，就是最高明的對抗方法。
8. 心理不斷大聲的告訴自己：「我要當一個正常人！」

四步驟（短版）　(正面)

1. **再確認**：這些擔心害怕都是強迫症！

2. **再歸因**：這是我大腦的錯覺造成的！

3. **再轉移**：我要轉移注意力，去做該做的事！

4. **再評價**：我不要再被騙了，我要當個正常人！

八原則（短版）　(反面)

1. 學習放下執著，接納不完美。
2. 與病共存，但不與病共舞。
3. 背水一戰精神，才能絕處逢生。
4. 要有行動力，不要光說不練。
5. 保持工作或活動、減緩強迫症。
6. 不跟別人比較，看見自己的進步。
7. 記錄成功經驗，時時激勵自己。
8. 有捨才有得，學會珍惜擁有。

自我激勵卡 (正面)

1. 不執行強迫行為的焦慮到最後一定會下降，我絕不會因此爆炸或死掉，這種過度擔心是強迫症在恐嚇我！
2. 對抗強迫症的過程中，「焦慮、不安或害怕」是必經之路，所有明顯改善的人都走過這條路，相信自己也可以做到！
3. 每個人偶爾都會有不合理的想法或擔心，所以，不要理它、不要誇大它，繼續做該做的事；時間過了，焦慮感自然就沒了！
4. 對抗強迫症需要恆心、毅力，剛開始比較辛苦，小改變會帶來大改變，就像骨牌效應一樣，改變會越來越快！

自我激勵卡 (反面)

5. 給自己一些適當的生活安排與工作，不要花時間與強迫症朝夕相處，它是一種心魔，只會給自己帶來更多「心磨」而已！
6. 強迫症像吸毒一樣，只會讓人越來越沈迷、越嚴重，因此下定決心對抗強迫症，才是唯一能夠早日治癒強迫症的正確方法！
7. 對抗強迫症一定要每天做功課練習，不做或少做，絕對不可能治好強迫症；所有明顯改善的人，都將「做功課」當作每天最重要的事！
8. 每個人天生就具有自我療癒的本能，只要每天多覺察、多使用理性思考、減少非理性思考，就能找回這股天生本能，快樂過生活！

錦囊妙計卡 1 (正面)

【出現怕髒的強迫思考】

如果我摸到別人摸過的物品、聞到怪異的味道、踩到地上的髒東西，則代表我整個人也被弄髒了，所以我一定要不斷的洗手、用水沖腳洗鞋子、或把趕快洗澡沖洗身體。否則我就是一個骯髒的人、混身不對勁，甚至感染細菌、生病死掉。

錦囊妙計卡 1 (反面)

【反駁或質疑的證據】

1. 聞到、摸到、看到，並不等於自己就會被傳染，這是過度估計傷害性的不合理思考。
2. 如果摸到髒東西，就等於感染細菌，甚至生病死亡，那人類早就滅亡了。
3. 皮膚與人體都有抵抗力，因此並不會輕易的感染細菌，就算有細菌也不一定會生病！
4. 每個人都是這樣在觸摸物品、接觸這個世界，自己何必想那麼多，來杞人憂天呢！

結論：

過度怕髒或是擔心細菌感染而生病死亡，這是一種過度估計危險性的強迫思考，不要理它、不要隨它起舞，相信它只會讓自己生活一團混亂，因此別人怎麼做，我就跟著做。因為我要當一個正常人。

錦囊妙計卡 2 (正面)

【出現怕危險、怕犯錯的強迫思考】

我睡覺前或出門前，如果不重複的檢查與確認瓦斯開關、電器開關、水龍頭開關，以及電冰箱和窗戶是否關緊，一定會疏忽，萬一因為我的疏忽而發生火災、浪費水電、小偷入侵，這樣的危險與傷害都是我造成的，我絕對不允許這種錯誤發生。

錦囊妙計卡 2 (反面)

【反駁或質疑的證據】

1. 睡前或出門前，只檢查一遍就好，相信自己的眼睛所看到「已經關好了」的事實。
2. 水電門窗開關，不可能違反常理的自動再開啟，這是一種魔術思考，根本不可能發生。
3. 家人、朋友和我自己，以前也都只有檢查一遍，從來沒有發生任何危險，證明別人和自己以前的習慣才是正常的。
4. 過度擔心或不相信自己的眼睛，這是過度估計危險性與過度要求控制的強迫思考。

結論：

大聲的告訴自己：「我已經關好了」，這些開關不可能違反常理再自動打開，那只是強迫思考的聲音在欺騙我。我不要理它，我要相信自己的眼睛，跟別人一樣只檢查一次就離開。

錦囊妙計卡 3 (正面)

【出現怕褻瀆神明的強迫思考】

如果我走在街上，見到廟宇或神像，心中出現褻瀆神明的念頭，這時我一定要趕快停下來膜拜，不斷地說：「老天爺，對不起、對不起！」否則我一定會遭神明懲罰，甚至死掉。

錦囊妙計卡 3 (反面)

【反駁或質疑的證據】

1. 看到神明，並不等於我會去做褻瀆神明的事。
2. 神明是萬能的，他知道我有強迫症，所以一定是強迫症作祟，我是不可能褻瀆神明的。
3. 我如果做了褻瀆神明的舉動，別人或我自己會看到，別人或我自己也會阻止呀！
4. 從小到大我都沒有做過任何褻瀆神明的事，何況我的本性如此善良。

結論：

看到神明或神像，就等於我會褻瀆神明，只是強迫思考在騙我，實際上是不會發生的。既然，我不會也沒有褻瀆神明，我就更不需要重複膜拜，祈求神明原諒。

參考文獻

中文

- 杜仲傑等譯，彼得生（Peterson）與克里斯多夫（Christopher）原著，（2002）：《變態心理學》，臺北市：桂冠圖書。
- 林天德（1999）：《變態心理學》（三版），臺北市：心理出版社。
- 姚開屏等（2001）：《臺灣版世界衛生組織生活品質問卷之發展及使用手冊》，世界衛生組織生活品質問卷臺灣版問卷發展小組。
- 徐翊健等譯（2018）：《DSM-5 精神疾病診斷與統計》。新北市：合記書局。

英文

- American Psychiatric Association. (1994). *Diagnostic and Statistical Manual of Mental Disorders.* (4th ed.)Washington, DC: American Psychiatric Association.
- American Psychiatric Association. (2013). *Diagnostic and Statistical Manual of Mental Disorders.* (5th ed.)Washington, DC: American Psychiatric Association.
- Antony, M. M., Downie, F., & Swinson, R. P. (1997). *Age of Onset for Individuals with Obsessive-Compulsive Disorder.* Unpublished data.
- Antony, M. M., Downie, F., & Swinson, R. P. (1998). Diagnostic Issues and Epidemiology in Obsessive-Compulsive Disorder. In R. P. Swinson, M. M. Antony, S. Rachman, & M. A. Richter (Eds), *Obsessive-Compulsive Disorders: Theory, Research and Treatment* (pp. 3-32). New York: Guilford.
- Antony, M. M., Downie, F., Swinson, R. P., Huta, V., & Devins,

G. M. (1998). Illness Intrusiveness in Individuals with Panic Disorder, Obsessive Compulsive Disorder, or Social Phobia. *Journal of Nervous and Mental Disease*, 186(5), 311-315.

- Baer, L. & Minichiello, W. E. (1998). Behavior Therapy for Obsessive-Compulsive Disorder. In M. A. Jenike, L. Baer, & W. E.Minichiello (Eds.), *Obsessive-compulsive Disorders: Practical management*(ch. 17). St louis, MO: Mosby.

- Baer, L. (2000). *Getting Control: Overcoming Your Obsessions and Compulsions.* (2nd ed.). New York: Plume.

- Castle, D. J., Deale, A., & Marks, I. M. (1995). Gender Differencesin Obsessive Compulsive Disorder. *Australian and New Zealand Journal of Psychiatry,* 29, 114-117.

- Cohen, J. (1977). *Statistical Power Analysis for The Behavioral Sciences.* (2nd eds). New York: Academic Press.

- Cohen, J. (1992). A Power Primer. *Psychological Bulletin,* 112, 155-159.

- Corey, G. (1991). *Theory and Practice of Counseling and Psychology.* (4th ed.). Pacific Grove, CA: Brooks/Cole Publishing.

- Cottraux, J., Mollard, E., Bouvard, M., Marks, I., Sluys, M., Nury, A. M., Douge, R., & Ciadella, P. (1990). A Controlled Study of Fluvoxamine and Exposure in Obsessive-Compulsive Disorder. *International Clinical Psychopharmacology,* 5, 17-30.

- Davidson, G. C. & Neale, J. M. (2000). *Abnormal Psychology.* (8th Ed.) New York: John Wiley&Sons,Inc.

- Demal, U., Lenz, G, G., Mayrhofer, A., Zapotoczky, H. G., & Zitterl, W. (1993). Obsessive-Compulsive Disorder and Depression: A Retrospective Study on Course and Interaction. *Psychopathology,* 26, 145-150.

- Foa, E. B., kozak, M. J., Steketee, G. S., & McCarthy, P. R. (1992). Treatment of Depressive and Obsessive-Compulsive Symptoms in OCD by Imipramine and Behavior Therapy. *British Journal of Clinical Psychology,* 31, 279-292.

- Goodman, W. K. & Price, L. H. (1998). Rating Scales for Obsessive-Compulsive Disorder. In M. A. Jenike, L. Baer, & W. E.Minichiello (Eds), *Obsessive-Compulsive Disorders: Practical Management* (ch. 17). St louis, MO: Mosby.

- Goodman, W. K., Price, L. H., Rasmussen, S. A., Mazure, C., Delgado, P., Heninger, G. R., & Charney, D. S. (1989b). The Yale-Brown Obsessive-Compulsive Disorder Scale: II. Validity. *Archives of General Psychiatry,* 46, 1012-1016.

- Goodman, W. K., Price, L. H., Rasmussen, S. A., Mazure, C., Fleishmann, R. L., Hill, C. L., Heninger, G. R., & Charney, D. S. (1989a). The Yale-Brown Obsessive-Compulsive Disorder Scale: I. Development, Use, and Reliability. *Archives of General Psychiatry,* 46, 1006-1011.

- Goodman, W. K., Rudorfer, M.V., & Maser, J. D. (Eds.). (1999). *Obsessive-Compulsive Disorder: Contemporary Issues in Treatment (Personality and Clinical Psychology Series).* Mahwah, NJ: Lawrence Erlbaum Associates.

- Hanna, G. L. (1995). Demographic and Clinical Features of

Obsessive-Compulsive Disorder in Children and Adolescents. *Journal of the American Academy of child and Adolescent Psychiatry, 34 (1)* , 19-27.

- Higgins, N. C., Pollard, C. A., & Merkel, W. T. (1992). Relationship between Religion Related Factors and Obsessive-Compulsive Disorders. *Current Psychology: Research and Reviews,* 11, 79-85.
- Hyman, B. M., & Pedrick, C. (1999). *The OCD Workbook: Your Guide to Breaking Free from Obsessive-Compulsive Disorder.* Oakland, CA: New Harbinger Publications.
- Ingram, I. M. (1961). Obsessional Illness in Mental Hospital Patients. *Journal of Medical Science, 107,* 382-402.
- Jenike, M. A. (1998). Drug Treatment of Obsessive-Compulsive Disorder. In M. A. Jenike, L. Baer, & W. E.Minichiello (Eds), *Obsessive-Compulsive Disorders: Practical Management*(ch. 22). St louis, MO: Mosby.
- Jenike, M. A. (1998). Theories of etiology. In M. A. Jenike, L. Baer, & W. E.Minichiello (Eds), *Obsessive-Compulsive Disorders: Practical Management* (ch. 22). St louis, MO: Mosby.
- Jenike, M. A., Baer, L., & Minichiello, W. E. (Eds.). (2000). *Obsessive-Compulsive Disorders: Contemporary Issues in Treating.* St louis, MO: Mosby.
- Kaplan, H. I. && Sadock, B. J. (1998). *Kaplan snd Sadock's Synopsis of Psychiatry: Behavior Science, Clinical Psychiatry.* (8th ed.). Baltimore, ML: Williams & Wilkins.

- Karno, M., & Golding, J. M. (1991). Obsessive Compulsive Disorder. *In L. N. Robins & D. A. Regier(Eds), Psychiatric Disorders in American: The Epidemiologic Catchment Area Study*(p. 204-219). New York: Free Press.

- Karno, M., Golding, J. M., Sorenson, S. B., & Burnam, A. (1988). The Epidemiology of Obsessive-Compulsive Disorder in Five US Communities. *Archives of General Psychiatry,* 45, 1094-1099.

- Khanna, S., & Mukherjee, D. (1992). Checkers and Washers; Valid Subtypes of Obsessive Compulsive Disorder. *Psychopathology,* 25, 283-288.

- Kolada, J. L., Bland, R. C., & Newman, S. C. (1994). Obsessive Compulsive Disorder. *Acta Psychiatrica Acandinavica(Suppl. 376),* 24-35.

- Koran, L. M., Thienemann, M. L. & Davenport, R. (1996). Quality of Life for Patients with Obsessive-Compulsive Disorder. *American Journal of Psychiatry,* 153（6）, 783-788.

- Leckman, J. F., Grice, D. E., Boardman, J., Zhang, H., Vitale, A., Bondi, C., Alsobrook, J., Peterson, B. S., Cohen, D. J., Rasmussen, S. A.., Goodman, W. K., McDougle, C. J., & Pauls, B. S. (1997). Symptoms of Obsessive-Compulsive Disorder. *American Journal of Psychiatry,* 154, 911-917.

- Lensi, P., Cassano, G. B., Correddu, G., Ravagli, S., Kunovac, J. L., & Akiskal, H. S. (1996). Obsessive-Compulsive Disorder. Familial-Developmental History, Symptomatology, Comorbidity, and Course with Special Reference to Gender-

Related Differences. *British Journal of Psychiatry,* 169 (1), 101-107.

- Lincoln, Y. (1995). Emerging Criteria for Quality in Qualitative and Interpretive Research. *Qualitative Inquiry,* 1(3), 275-289.

- March, J S. & Mulle, K. (1998). *OCD in Children and Adolescents: A Cognitive-Behavioral Treatment Manual.* New York: Guilford.

- Marks, I. M., Lelliott, P., Basoglu, M., Noshirvani, H., Monteiro, W., Cohen, D., & Kasvikis, Y. (1988). Clomipramine, Self-Exposure and Therapist-Aided Exposure for Obsessive-Compulsive Rituals. *British Journal of Psychiatry,* 152, 522-534.

- Neziroglu, F., Anemone, R., & Yaryura-Tobias, J. A. (1992). Onset of Obsessive-Compulsive Disorder in Pregnancy. *American Journal of Psychiatry,* 149, 947-950.

- Noshirvani, H. F., Kasvikis, Y., Marks, I. M., Tsakiris, F., & Monteiro, W. O. (1991). Gender-Divergent Aetiolgical Factors in Obsessive-Compulsive Disorder. *British Journal of Psychiatry,* 158, 260-263.

- Pollard, C. A., Henderson, J. G., Frank, M., & Margolis, R. B. (1989). Help-Seeking Patterns of Anxiety-Disordered Individuals in the General Populations. *Behavior Research and Therapy,* 16, 233-248.

- Rachman, S., Cobb, J., Grey, S., McDonald, B., Mawson, D., Sartory, G., & Stern, R. (1979). The Behavioral Treatment of Obsessional-Compulsive Disorders with and without

Clomipramine. *Behavior Research and Therapy,* 23, 571-583.

- Raphael, F. J., Rani, S., Bale, R., & Drummond, L. M. (1996). Religion, Ethnicity, and Obsessive-Compulsive Disorder. *International Journal of Social Psychiatry,* 42（1）, 38-44.

- Rapp, A. M., Bergman, R. L., Piacentini, J., & McGuire, J. F. (2016). Evidence-Based Assessment of Obsessive–Compulsive Disorder. *Journal of Central Nervous System Disease, 8,* 13-29.

- Rasmussen, S. A. & Eisen, J. L. (1998). The Epidemiology and Clinical Features of Obsessive-Compulsive Disorder. In M. A. Jenike, L. Baer, & W. E.Minichiello (Eds), *Obsessive-Compulsive Disorders: Practical Management* (ch. 2). St louis, MO: Mosby.

- Rasmussen, S. A. & Tsuang, M. T. (1986). *Clinical Characteristics and Family History in DSM- III Obsessive-Compulsive Disorder: American Journal of Psychiatry,* 143, 317-322.

- Rettew, D. C., Swedo, S. E., Leonard, H. L., Lenane, M. C., & Rapoport, J. L. (1992). Obsessions and Compulsions across Time in 79 Children and Adolescents with Obsessive-Compulsive Disorder. *Journal of the American Academy of Child and Adolescent Psychiatry, 31（6）,* 1050-1056.

- Riessman, C. K. (1993). Narrative Analysis. Newsburry Park, CA: Sage.

- Steketee, G. & Pigott, T. (1999). *Obsessive Compulsive Disorder: The Latest Assessment and Treatment Strategies.*

Kansas City, MO: Compact Clinicals.

- Steketee, G. & Pruyn, N. A. (1998). Families of Individuals with Obsessive-Compulsive Disorder. In R. P. Swinson, M. M. Antony, S. Rachman, & M. A. Richter (Eds), *Obsessive-Compulsive Disorders: Theory, Research and Treatment*(pp. 120-140). New York: Guilford.
- Steketee, G., Grayson, J. B., & Foa, E. B. (1985). Obsessive-Compulsive Disorder: Differences between Washers and Checkers. *Behavior Research and Therapy, 23,* 197-201.
- Steketee, G., Grayson, J. B., & Foa, E. B. (1987). A Comparison of Characteristics of Obsessive-Compulsive Disorder and Other Anxiety Disorders. *Journal of Anxiety Disorders, 1,* 325-335.
- Steketee, G., Quay, S. & White, K. (1991). Religion and Guilt in OCD Patients. *Journal of Anxiety Disorders, 5,* 359-367.
- Summerfeldt, L., Antony, M. M., Dowine, F., Richter, M. A., & Swinson, R. P. (1997). Prevalence of Particular Obsessions and Compulsions in a Clinic Sample. Unpublished Manuscript.
- Swinson, R. P., Antony, M. M. , Rachman, S. , & Richter, M. A. (Eds.). (1998). *Obsessive-Compulsive Disorders: Theory, Research and Treatment.* New York: Guilford.
- Tayler, S. (1998). Assessment of Obsessive-Compulsive Disorder. In R. P. Swinson, M. M. Antony, S. Rachman, & M. A. Richter (Eds), *Obsessive-Compulsive Disorders: Theory, Research and Treatment* (pp. 229-257). New York: Guilford.
- Thomson, P. H. (1995). Obsessive-Compulsive Disorder

in Children and Adolescents: Predictors in Childhood for Long-Term Phenomenological Course. *Acta Psychiatrica Scandinavica, 92*, 255-259.

- Turner, S. M., & Beidel, D. C. (1988). *Treating Obsessive-Compulsive Disorder.* New York: Pergamon.
- Van Balkom, A. J. L. M., & van Dyck, R. (1998). Comnination Treatment for Obsessive-Compulsive Disorder. In R. P. Swinson, M. M. Antony, S. Rachman, & M. A. Richter (Eds.), *Obsessive-Compulsive Disorders: Theory, Research and Treatment*(pp. 349-366). New York: Guilford.
- Van Balkom, A. J. L. M., de Haan, E., van Oppen, P., Spinhoven, Ph., Hoogduin, C. A. L., & van Dyck, R. (in press). Cognitive-Behavioral Therapy versus The Combination with Fluvoxamine in The Treatment of Obsessive-Compulsive Disorder. *Journal of Neurous and Mental Disease.*
- Van Balkom, A. J. L. M., van Oppen, P., Vermeulen, A. W. A., van Dyck, R., Nauta, M. C. E., & Vorst, H. C. M. (1994). A Meta-Analysis on The Treatment of Obsessive-Compulsive Disorder. *Clinical Psychology Review, 14*, 359-381.
- Weissman, M. M., Bland, R. C., Canino, G. J., Greenwald, S., Hwu, H. G., Lee, C. K., Newman, S. C., Oakley-Brown, M. A., Rubio-Stipec, M., Wickramaratne, P. J., Wittchen, H. U. & Yeh, E. K. (1994). The Cross National Epidemiology of Obsessive Compulsive Disorder. *Journal of Clinical Psychiatry* (Suppl. 55), 5-10.

國家圖書館出版品預行編目（CIP）資料

薛西佛斯也瘋狂：強迫症的認識與治療 / 湯華盛, 黃政昌作. -- 修訂一版. -- 新北市：張老師
文化事業股份有限公司, 2024.11
　　面；　公分. --（教育輔導系列；N064-2）
　　ISBN 978-626-99237-1-7(平裝)

1.CST: 強迫症 2.CST: 精神官能症

415.991　　　　　　　　　　　　　　　　　　　　　　　　113017697

教育輔導系列 N064-2

薛西佛斯也瘋狂──強迫症的認識與治療（修訂新版）

作　　　者／湯華盛、黃政昌
總　編　輯／萬儀
責 任 編 輯／吳冠儒
封 面 設 計／拾夢設計工作室
行 銷 企 劃／呂昕慈

發　行　人／葛永光
總　經　理／涂喜敏
出　版　者／張老師文化事業股份有限公司 Living Psychology Publishers Co.
　　　　　　23141 新北市新店區中正路 538 巷 5 號 2 樓
　　　　　　電話：(02)2369-7959　　傳真：(02)2363-7110
　　　　　　讀者服務 Email：sales@lppc.com.tw
　　　　　　網址：https://www.lppc.com.tw/（張老師雲平台）

I　S　B　N ／ 978-626-99237-1-7
定　　　價／ 420 元
修 訂 一 版 1 刷／ 2024 年 11 月

法 律 顧 問／林廷隆律師
排　　　版／拾夢設計工作室
印　　　製／大亞彩色印刷製版股份有限公司

張老師文化雲平台

app 下載（通用）

※ 書中所提家庭、人物皆經改寫，如有雷同，實屬巧合